JN092778

人体の構造と機能

―人体の構造と機能及び疾病A―

坂井建雄・岡田隆夫

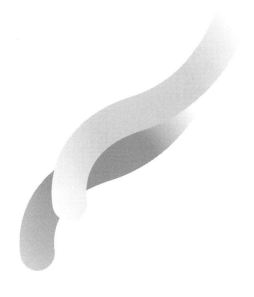

（改訂版）人体の構造と機能（'22）

©2022　坂井建雄・岡田隆夫

装丁・ブックデザイン：畑中　猛

i-16

まえがき

　放送大学の「人体の構造と機能」では，医学・医療の基礎として人体の解剖学と生理学を学んでいただけます。医療の専門職を目指す人たちには，医療の対象となる人体の構造と機能について専門的な基礎知識を学んでいただく必要があります。特に看護師資格取得を目指す准看護師の方たちには，看護師養成施設で卒業に必要とされる専門基礎分野の履修科目の1つになります。また医療の専門家ではない一般の方たちには，幅広く人体についての知識と理解を深めていただくことができます。

　医学・医療の学習は，人体について学ぶことから始まります。人体は，私たち一人ひとりにとってはかけがえのない身体であり，医学においては病気が生じる舞台になります。病気を癒やして健康を回復するためには，その基礎となる人体のさまざまな器官の構造や，働きの仕組みを客観的に捉えることが大切だからです。

　近年の医学・医療の進歩はめざましいものがあります。現在では病気と人体についての知識や理解は医療の専門家にとって必要なだけでなく，一般の市民にとっても自分の健康にかかわる大きな関心事になってきています。数十年前には，診断のつかない病気，治療のできない病気が数多くありました。診断技術の発展と新しい治療法の開発によって，現在では数多くの人たちが医療によって救われたという経験を持つようになりました。医療の臨床では患者が自分の病状や身体の状態について医師から説明を受け，多くの人たちが自分の健康を守るために日頃から注意を払うようになっています。

　人体の構造と機能は，いくつかの異なる視点から整理し理解すること

ができます。第1の視点は，人体の構造を，機能ごとに器官系という機能システムに分類するものです。それらの機能のうち消化・呼吸・循環・泌尿・生殖など生命を維持する働きは植物機能と呼ばれ，内臓を中心に営まれます。また運動・情報処理・感覚など生命を活用する働きは動物機能と呼ばれ，手足を含む体壁で営まれます。本書の章構成は，この視点で編まれています。

　第2の視点は，人体を階層的に細かく分けていくもので，器官系に含まれるそれぞれの器官についてその素材である組織を扱い，生命の単位である細胞から組織の構造と機能を説明し，さらに細胞内部の構造・機能や構成分子へと分け入っていくものです。各章の記述は，この視点で書かれています。

　本科目を担当する2名の講師は，順天堂大学において長年にわたり医学生の解剖学と生理学の教育及び研究に携わり，また医学生向け・看護学生向け・一般向けに数多くの解剖学と生理学の教科書の編集・執筆を担当してきました。本書は入門的で簡潔な教科書ですが，2名のこれまでの教育・執筆の豊富な経験が随所に生かされて，バランスよく分かりやすいものになったのではないかと思います。本書に引用した多数の図版の掲載を許可していただいた医学書院に深く感謝いたします。

　この科目を通して，人体という身近でありながら複雑な世界をよりよく知っていただき，医療の専門家としての仕事に，自身の日常の健康な生活のために役立てていただくことを願っています。

2022 年 2 月

坂井　建雄

岡田　隆夫

目 次

1 | 人体の構造と機能を学ぶための基礎知識—1

坂井建雄

《**目標＆ポイント**》
人体がどのように構成されているかをマクロ的・ミクロ的・機能的な視点から概観し，また人体を外界から守る皮膚について解説する。
《**キーワード**》　人体の部位，動物機能と植物機能，体壁と内臓，皮膚，器官系，組織

1．人体の形状と部位

　人体の構造は，骨格によって支えられている。骨格から見ると人体は，身体の中軸にある体幹と，両側に突き出た体肢からできている（**図1-1**）。

（1）体幹の骨格

　体幹は，頭部の骨格である頭蓋と，背中を縦に走る脊柱からできている。脊柱は，椎骨が縦に積み重なってできている。椎骨の形は部位によって違いがあるが，本体をなす椎体が前方にあり，その後方に弓状の椎弓が出て，椎孔という大きな穴を囲んでいる。椎弓からは後方に1個の棘突起，側方に1対の横突起が突き出ており，上下に2対の関節突起が突き出て上下の椎骨の間で関節を作る。上下の椎体の間には軟骨性の椎間円板が挟まってクッションの役目をしている（**図1-2**）。

　椎骨が上下に連なって脊柱を作ると，椎孔も連なって脊柱管という1

2

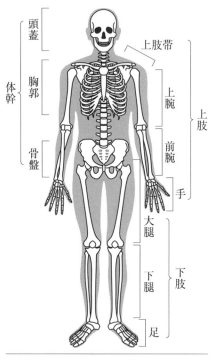

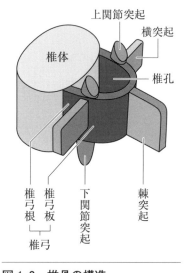

図 1-1　人体の骨格
坂井建雄, 岡田隆夫：系統看護学
講座 解剖生理学 第 10 版. p18,
医学書院, 2018

図 1-2　椎骨の構造
坂井建雄：標準解剖学. p206,
医学書院, 2017

本の管になり，その中には脊髄が収まる。上下の椎骨の間で，椎弓の根元のところには，椎間孔が左右に開いて，脊髄から出ていく脊髄神経の通路になっている。

　椎骨の形は部位によって若干の違いがあり，上から順に頸椎（7 個），胸椎（12 個），腰椎（5 個）が区別され，仙骨は 5 個の仙椎が癒合し，尾骨は 3〜5 個の小さな尾椎が癒合してできている。胸椎は 12 対の肋骨

と関節しており，胸の前面の胸骨と合わさって胸郭<ruby>胸郭<rt>きょうかく</rt></ruby>という胸部の骨格を作っている。仙骨は1対の寛骨<ruby>寛骨<rt>かんこつ</rt></ruby>と関節し，尾骨とともに骨盤を作って腹部内臓を下から支えている。

　体幹の骨格を全体として眺めると，最上部に頭部の骨格の頭蓋があり，中間に胸部の骨格の胸郭があり，最下部で腹部の下に骨盤があり，それぞれ骨性の箱となって重要な器官を収納している。これら3つの箱の間には頸椎と腰椎が挟まって，動きのよい領域になっている（**図1-3**）。

　脊髄から出る脊髄神経は，椎間孔を通って出ていくので，椎骨の高さによって名前が付けられている。頸神経は頭蓋と第1頸椎の間からも出

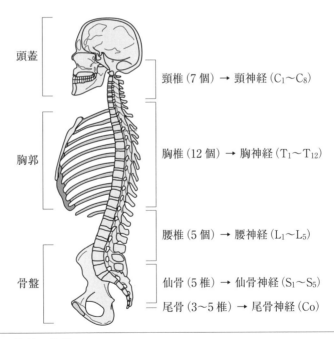

頭蓋

頸椎（7個）→ 頸神経（C_1～C_8）

胸郭

胸椎（12個）→ 胸神経（T_1～T_{12}）

腰椎（5個）→ 腰神経（L_1～L_5）

骨盤

仙骨（5椎）→ 仙骨神経（S_1～S_5）

尾骨（3～5椎）→ 尾骨神経（Co）

図1-3　体幹の骨格

るので 8 対あり（C_1〜C_8），胸^{きょう}神経は 12 対（T_1〜T_{12}），腰^{よう}神経は 5 対（L_1〜L_5），仙骨神経は 5 対（S_1〜S_5），尾骨神経は 1 対（Co）である。

（2）方向用語

　人体の部位の名称には，方向を示す言葉がしばしば付けられている。方向用語は直立して手足を伸ばし，手のひらとつま先を前方に向けた姿勢で付けられている。

　基準となる 3 つの面がある。水平面^{すいへいめん}は地面に平行で，身体を上下に分ける。前頭面^{ぜんとうめん}は地面に垂直で左右に広がり，身体を前後に分ける。矢状面^{しじょうめん}は地面に垂直で前後に広がり，身体を左右に分ける。特に身体の中央を通って左右に分けるものは 正中面^{せいちゅうめん} と呼ばれる（**図1-4**）。

　方向用語は対になっているものが多い（**表1-1**）。

　手足の運動についても対になった用語が用いられる（**表1-2**，**図1-5**）。

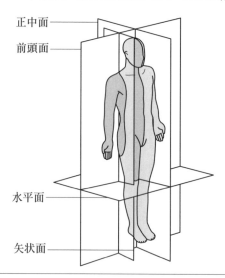

図 1-4　人体の基準面と方向

表 1-1　代表的な方向用語

前	後	身体の腹側と背側
上	下	身体の頭側と尾側
右	左	身体の右と左
外側	内側	正中から遠いか近いか
近位	遠位	身体の中心に近いか遠いか

表 1-2　代表的な運動用語

屈曲	伸展	関節の角度を小さくするか，180度に戻すか
外転	内転	中心軸から遠ざけるか，近づけるか
外旋	内旋	軸の周りの回転運動，外向きか，内向きか
回外	回内	前腕での回転運動，外向きか，内向きか
外反	内反	足底を外に向けるか，内に向けるか

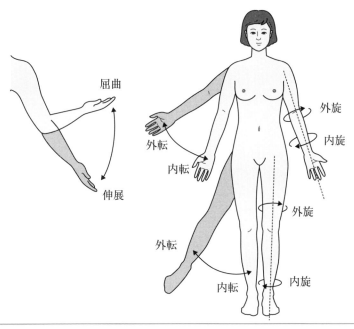

図 1-5　関節の運動

（3）人体の部位

　体幹は，頭，頸，胸，腹に分かれる。頭の前下の部分は顔，頸の後面は項，腹の後面は腰である。腹部の前面は9等分されて，中央は上から順に上腹部（心窩部），臍部，下腹部，左右は上から順に下肋部（季肋部），側腹部，鼠径部と呼ばれる。また体幹の下端部で左右の下肢の間は会陰と呼ばれる。

　上肢の付け根は肩であり，肩の下には腋窩という窪みがある。肩と肘の間は上腕であり，肘の前面には肘窩という浅い窪みがある。肘と手首の間は前腕であり，手の前面は手掌，後面は手背である。

　下肢の付け根で骨盤の後面には殿部が盛り上がっている。骨盤と膝の間は大腿であり，膝の後面には膝窩という浅い窪みがある。膝と足首の間は下腿であり，その後面にはふくらはぎが盛り上がっている。足首の両側の骨の出っ張りは外果と内果，足の後端では踵の骨が突き出している。足の下面は足底，上面は足背である（**図1-6**）。

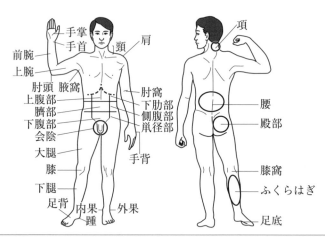

図1-6　人体各部の名称

2. 人体の構成

(1) 体壁と内臓

　人体を作るさまざまな器官は，その働きによって器官系と呼ばれるグループに分けられている。栄養の消化吸収を行う消化器系，骨格を動かす筋系などである。12個ほどの器官系があり，その働きは生命を維持する植物機能と，生命を活用する動物機能とに大別される（**表1-3**）。

　植物機能を営む器官は，胸部と腹部の内部に多く集まっており，内臓と呼ばれる。それに対して動物機能を営む器官は，体幹の壁と手足を形作っており，体壁と呼ばれる（**図1-7**）。

表1-3　人体の器官系

器官系	器官の例	働き	本書での扱い
〔植物機能の器官系＝内臓〕			
消化器系	胃，小腸，大腸，肝臓など	栄養の消化と吸収	第3章
呼吸器系	鼻，喉頭，気管，肺など	大気との酸素・二酸化炭素の交換	第5章
循環器系	心臓，動脈，静脈，リンパ管など	血液を循環して物質を分配	第4・6・7章
泌尿器系	腎臓，尿管，膀胱など	尿を生成して内部環境を維持	第8章
内分泌系	下垂体，甲状腺，副腎など	ホルモンを出して細胞の機能調節	第10章
免疫系	リンパ節，脾臓，胸腺など	外敵から身体を防御する	第14章
生殖器系	男性の精巣・精管，女性の卵巣・子宮など	次の世代の個体を作る	第15章
〔動物機能の器官系＝体壁〕			
骨格系	骨，軟骨，関節など	骨格を作って全身を支持する	第11章
筋系	全身の筋	筋の収縮により身体を動かす	第11章
神経系	脳，脊髄，末梢神経	全身からの情報を処理し指令する	第9・12・13章
感覚器系	眼，耳，鼻など	外界や体内の情報を受容する	第12章
外皮系	全身の皮膚	身体の内部を外界から保護する	第1章

8

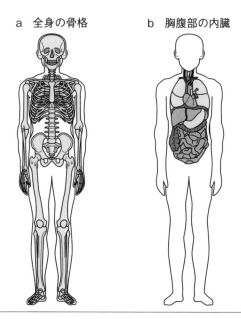

a 全身の骨格　　　b 胸腹部の内臓

図 1-7　体壁と内臓の概観

　内臓にも体壁にも神経が分布しているが，その働きは大きく違っている。内臓と血管に分布する神経は自律神経と呼ばれ，その感覚は意識されないことが多く，また意識的に働きを調節することができない。それに対して体壁に分布する神経は体性神経と呼ばれ，その感覚は意識しやすく，意識的に動かすことができる。

（2）皮　膚

　皮膚は全身を覆う丈夫な被膜である。表面積は成人で $1.6\,\mathrm{m}^2$ ほど，皮膚の厚さは数 mm で，重さは $3\,\mathrm{kg}$ 弱になる。皮膚は表皮と呼ばれる表面の上皮組織層と，真皮と呼ばれる強靱な結合組織層からなる。皮膚は身体の内部を外界から保護するだけでなく，外界についての情報を感

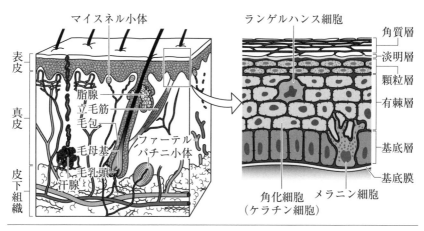

図 1-8　皮膚の構造
坂井建雄, 岡田隆夫：系統看護学講座 解剖生理学 第 10 版. p463, 医学書院, 2018

覚として受け取り，発汗や血流調節によって体温を調節し，水分や一部の物質を汗として排出するなど大切な働きをしている。

　表層の表皮は 重層 扁平上皮であり，上皮細胞にケラチンというタンパク質が蓄積して固くなり角化する。上皮細胞の寿命は 4 週間ほどで，表皮の最深層では細胞分裂によって新しい上皮細胞が生じ，古い細胞は表層から垢となって剝落する。

　皮膚の本体の真皮は強靱な線維性結合組織で，コラーゲン線維が密集してできている。皮膚の深部には脂肪の豊富な皮下組織があり，内部の骨格や筋との間のクッションになっている（**図 1-8**）。

　皮膚には毛と皮膚腺が備わっている。毛は皮膚の一部が管状に落ち込み，その底部の表皮が変形して伸び出したものである。皮膚腺には，毛に付属して脂肪性の分泌物を出す皮脂腺と，水分の多い分泌物を出す汗腺とがある。全身の皮膚には固形成分の少ないさらさらした汗を出すエ

クリン汗腺が分布しているが，腋窩や外耳道など特定の場所には固形成分の多い 粘稠 な汗を出すアポクリン汗腺がある。乳腺はアポクリン汗腺が変化したものである。

　手と足の指先にある爪は，表皮細胞が変形したもので，骨格とはつながっていない。

3. 頭頸部

(1) 頭　部

　頭部は人体の中の特別な場所である。第1に人体の生命と情報処理の中枢である脳があること，第2に眼・耳・鼻という特殊感覚器が集まっていること，第3に口・鼻という内臓への物質の取り入れ口が備わっていることである。頭部は大きく2部に分けられ，後上部は神経頭蓋と呼ばれ，頭蓋腔の中に脳を収めている。前下部は顔面頭蓋と呼ばれ，顔を形成している。顔には情報を取り入れる特殊感覚器（眼，耳，鼻）と，物質を取り入れる内臓の入口（口，鼻）が集まっている（**図1-9**）。

　眼は視覚の感覚器で，顔の前面上部で左右にあり，眼窩という骨の窪みに収まっている。眼の前面は眼瞼という蓋によって閉じることができる。

　耳は聴覚と平衡覚の感覚器で，顔の側面に耳介と外耳道がみえる。耳の本体は頭蓋の骨の内部にある。

　鼻は呼吸器の入り口であるとともに，嗅覚の感覚器でもある。顔の中央に外鼻という高まりがあり，その下部に開いた鼻孔から鼻腔に入り，後方の咽頭につながる。鼻腔の最上部に嗅覚の受容器がある。

　口は消化器の入り口であり，上顎と下顎に挟まれ，口唇と頬によって外界から隔てられ，後方では咽頭につながる。舌，歯列，唾液腺など食物を咀嚼するための装置が備わっている。

　頭部には，脳から出る12対の脳神経が分布する（第12章参照）。頭

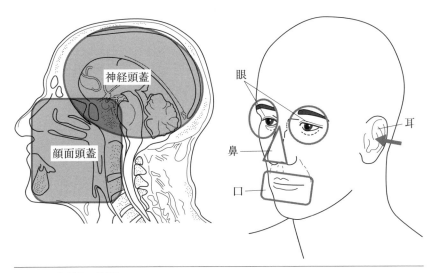

図 1-9　頭部の概観

部の特殊感覚器は3対の脳神経が担当する（嗅神経 I，視神経 II，内耳神経 VIII）。また眼球を動かす筋は別の3対の脳神経により支配され（動眼神経 III，滑車神経 IV，外転神経 VI），舌を動かす筋は1対の脳神経により支配される（舌下神経 XII）。

（2）頸　部

　頸部は頭部と胸腹部の間にあって細くなった部分で，頭部の向きを変えるために屈伸や回旋の運動を行うことができる。また頭部の口と鼻から食物の通路（咽頭，食道）と空気の通路（喉頭，気管）があり，気管の前面に甲状腺がある。また頭部に向かう太い動静脈（総頸動脈，内頸静脈）の通路にもなっている。上肢に向かう動静脈（鎖骨下動静脈）と神経（腕神経叢）は，頸の下部を通り抜けている。

4．胸腹部

　胸腹部の壁は胸壁・腹壁と呼ばれ，胸腹部の空間は胸腔・腹腔と呼ばれる。腹腔の下部は，骨盤に囲まれた骨盤腔につながっている。

（1）胸壁と腹壁

　胸壁は胸郭という骨格で囲まれている。胸郭は，12個の胸椎，12対の肋骨，前面の胸骨からできている。肋骨の前方部は軟骨性の肋軟骨になっており，肋骨の間をつなぐ肋間筋の働きで，胸郭全体はしなやかに拡張・縮小をすることができる。

　胸腔と腹腔の間には筋性の横隔膜が挟まり，周囲の胸腹壁に付着し，上方に向かってドーム状に膨れている。横隔膜が収縮すると下方に下がり，胸腔が広がる。

　腹壁は筋性の壁でできており，前面には腹直筋，側面には3層の筋でできている。腹壁の筋が収縮すると，腹圧が高まって横隔膜を押し上げて胸腔を狭め，また大便や尿を排出するのに役立つ。

　骨盤は小骨盤という中央の窪んだ部分と，大骨盤というその周りに翼のように広がった部分に分かれる。小骨盤の内腔が骨盤腔である。

　胸壁と横隔膜の運動は，肺に空気を出し入れする呼吸運動を行う。胸郭が広がり，横隔膜が下がると胸腔が広がって肺に空気が吸い込まれ（吸気），胸郭が狭まり，横隔膜が上がると，胸腔が狭まって肺から空気が押し出される（呼気）（**図1-10**）。

（2）胸腔の内臓

　胸腔には左右の肺があり，それぞれが胸膜に包まれている。左右の肺と胸膜に挟まれた中央部は縦隔であり，そこに心臓があって心膜に包

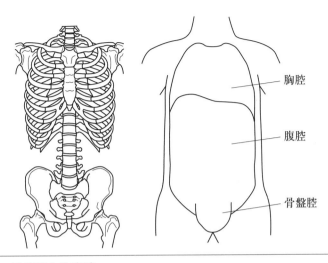

図 1-10　胸腹壁と胸腹腔

まれている。縦隔には心臓の他に気管・気管支，食道，心臓に出入りする大血管などがある（**図 1-11**）。

（3）腹腔・骨盤腔の内臓

　腹腔の内臓の大部分は，消化管（胃・小腸・大腸）で腹膜に包まれ，腸間膜によってあるいは直接に後腹壁に固定されている。右上腹部には巨大な肝臓があり，大部分が肋骨に隠れている。後腹壁には膵臓があり，いずれも導管が小腸の起始部（十二指腸）につながっている。後腹壁では脊柱の両側に左右の腎臓と副腎がある。

　骨盤腔は膀胱，大腸末端部（直腸），女性の生殖器を収めており，尿道と肛門（女性では腟）を通して会陰に開口している（**図 1-12**）。

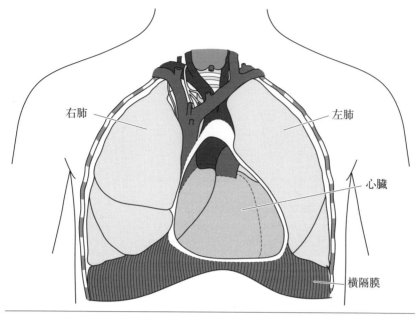

図 1-11　胸腔の内臓

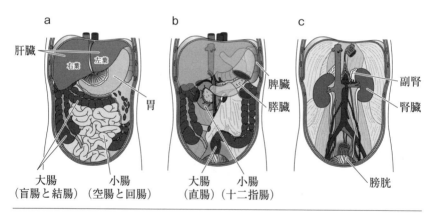

図 1-12　腹腔・骨盤腔の内臓
a：最表層，b：胃と横行結腸の一部と空腸・回腸を取り除いたところ，c：消化
器と腹膜を取り除いて後腹壁の臓器が見える
引用：坂井建雄，河原克雅（総編集）：カラー図解　人体の正常構造と機能　縮刷
版第3版．p182-183, 332，日本医事新報社，2017

5．上肢と下肢

（1）上　肢

　上肢の付け根を上肢帯といい，鎖骨と肩甲骨及び付属する筋からなる。鎖骨は内側端で胸骨と関節し，外側端で肩甲骨と関節する。肩甲骨は胸部と背部の浅層の多数の筋によって体幹につながれていて，上下／前後に動く。肩甲骨の外側端は，上腕骨の上端との間で肩関節を作る。肩関節は球状の関節であらゆる方向に運動できる。

　上肢の本体は上腕，前腕，手の3部に分かれている。上腕骨は下端で前腕の骨との間に肘関節を作る。肘関節は蝶番状の関節で屈曲・伸展の運動を行う。前腕には2本の骨があり，小指側の尺骨が軸となって母指側の橈骨が回外／回内の運動を行う。橈骨の下端は手首との間に楕円状の橈骨手根関節を作り，屈曲・伸展と外転・内転の運動を行う。手の骨格は，手首の手根骨が8個，手の甲の中手骨が5本，指の中の指骨が14本（母指2本，他の指各3本）からなる。第2〜5指では，中手骨と指骨の間の関節が屈曲／伸展と外転／内転の2方向に動く。母指では手根骨と中手骨の間の関節が2方向に動き，他の指と対向してものを把持することができる（**図1-13**）。

（2）下　肢

　下肢の付け根を下肢帯といい，骨盤の両側の部分を作る寛骨からなる。寛骨は思春期までは3部に分かれていて，上部が腸骨，前下部が恥骨，後下部が坐骨である。寛骨の外側面に寛骨臼という窪みがあり，大腿骨の上端との間で股関節を作る。股関節は球状の関節であらゆる方向に運動できる。

　下肢の本体は大腿，下腿，足の3部に分かれている。大腿骨は下端で

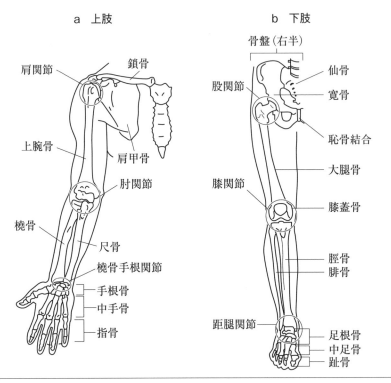

図 1-13　上肢と下肢の概観

下腿の脛骨との間に膝関節を作る。膝関節は蝶番状の関節で屈曲・伸展
の運動を行う。下腿では太い脛骨が母趾側にあって体重を支え，細い腓
骨が小趾側にある。下腿の下端は距骨との間に距腿関節を作り，底屈・
背屈の運動を行う。足根骨は7個で下腿と関節する距骨と後部に突き出
す踵骨が特に大きい。足の甲の中足骨は5本，足趾の趾骨は14本であ
る（**図1-13**）。

2 | 人体の構造と機能を 学ぶための基礎知識—2

岡田隆夫，坂井建雄

《目標＆ポイント》
生命現象を支える物理現象と化学的知識，そして体内での情報伝達がどのように行われているかをわかりやすく解説する。
《キーワード》 拡散と浸透圧，糖質・脂質・タンパク質，静止電位と活動電位，ホメオスタシス

....

1．身体を構成する細胞

　私たちの身体は細胞から作られている。細胞はエネルギーを使って生存・活動し，分裂して自分と同じ細胞を生み出す能力を持つ生命の単位である。直径5〜20 μm ほどであるが，器官や組織によって種類が異なり，形と働きはさまざまである。しかし，共通する基本的な特徴がいくつかある（**図 2-1**）。

（1）細胞膜によって包まれる

　細胞の内と外は，細胞膜によって区切られている。細胞の内側と外側とではそこに含まれる水分の成分・性質が異なり，一部の細胞では細胞内は外に比べて電気的にマイナスになっている。細胞内外の物質の移動は，細胞膜によって制限されている。

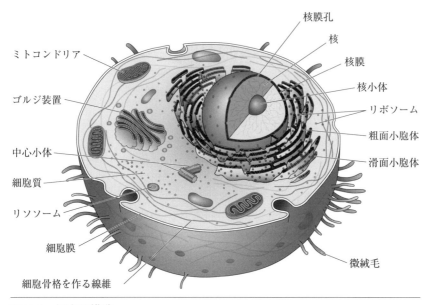

ミトコンドリア

ゴルジ装置

中心小体

細胞質

リソソーム

細胞膜

細胞骨格を作る線維

核膜孔

核

核膜

核小体

リボソーム

粗面小胞体

滑面小胞体

微絨毛

図 2-1　細胞の構造
細胞の形はさまざまであるが，核や細胞小器官といった内部の構造は，多くの細胞に共通して認められる
坂井建雄，岡田隆夫：系統看護学講座 解剖生理学 第 10 版．p31, 医学書院，2018

（2）エネルギーを獲得・消費する

　細胞の代謝や活動は，エネルギーを利用して行われる。そのエネルギーはグルコースなどの栄養素と酸素を反応させて獲得され，ATP（アデノシン三リン酸；**図 2-2**）の形で利用される。細胞内でのエネルギー産生はおもにミトコンドリアで行われる。

（3）核の遺伝情報を利用する

　細胞の核には遺伝情報が DNA として蓄えられ，細胞分裂をして次の世代の細胞に伝えられる。細胞では DNA の遺伝情報をもとにタンパク

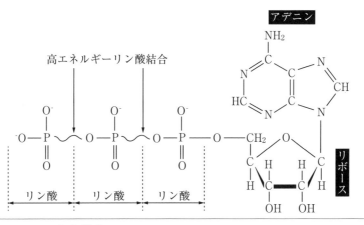

図 2-2　ATP の化学構造
ATP にはリン酸が 3 つある。リン酸どうしの結合部分に，エネルギーが蓄えられている
坂井建雄，岡田隆夫：系統看護学講座 解剖生理学 第 10 版．p35，医学書院，2018

質が合成され，タンパク質が細胞内外の構造を作ったり，細胞の代謝・活動を行う。

2．身体を構成する物質

　私たちの身体を構成する物質で最も多いのは水であり，若年成人では体重の約 60%を占める。この割合は年齢によって変化し，新生児では75%，これが次第に減少して，70 歳以上では 50%程度となる。次いで多いのがタンパク質の 18%，脂質（脂肪）の 15%，そして無機質の7%程度と続く。体内に蓄えられる量としては少ないが，糖質（炭水化物）もエネルギー源として重要であり，糖質，タンパク質，脂質は 3 大栄養素とも呼ばれている。そして，この 3 大栄養素に遺伝子の本体である核酸（DNA や RNA）を加えた物質群は炭素（C）を骨格として，そこに水素（H）や酸素（O），窒素（N），リン（P）などが結合するとい

う共通した構造をしており，有機化合物と総称される。一方の無機質は炭素を含まない（二酸化炭素 CO_2 や炭酸 H_2CO_3 は例外的に炭素を含む）単純な構造の化学物質であり，体内に含まれる無機質として最も多いのは骨を構成するリン酸カルシウムである。しかし，量的には少ないが塩（NaCl）が水中で電離して生じる Na^+ や Cl^-，その他 K^+ や Ca^{2+} などのイオンもきわめて重要な働きをしている。

　糖質の代表であるブドウ糖（グルコース）の構造を**図 2-3** に示す。

　このような 1 個のリング状の糖としての最小単位を単糖と呼ぶ。ショ糖（スクロース：いわゆる砂糖）はこのグルコースに別の単糖であるフルクトース（果糖）が結合した二糖類，ご飯やパンに含まれるデンプンはグルコースがいくつもつながった多糖類と呼ばれる。体内ではグルコースをつなげたグリコーゲンが合成され，肝臓や筋に蓄えられる。**図 2-4** は代表的な脂質であり，中性脂肪，トリグリセリド，トリアシルグリセロールなどと呼ばれる。グリセリンに脂肪酸が 3 本結合したものであり，結合する脂肪酸の種類によってさまざまな中性脂肪を生じる。また，脂肪酸が 1 本はずれて代わりにリン酸が結合したものがリン脂質である。脂質は脂肪細胞に蓄えられるばかりでなく，細胞膜の主要構成成分であり，別のタイプの脂質であるコレステロールからは性ホルモンの他，重要なホルモンが合成される。糖質や脂質を原料（基質という）として ATP が合成され，体内におけるさまざまな化学反応を引き起こすエネルギー源となる。

　タンパク質は 20 種類のアミノ酸（一部を**図 2-5** に示す）がいろいろな組み合わせで長くつながったものである。アミノ酸が 2 個〜数十個までのものはペプチド，アミノ酸百個程度からはタンパク質と呼ばれ，大きいものでは数千個に達する。タンパク質は筋の主要構成成分であるばかりでなく，さまざまな酵素，受容体，ホルモンなどとしても働いている。

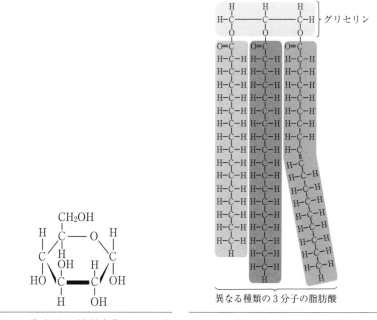

図2-3　代表的な糖質（グルコース）
　　　　の化学構造

図2-4　代表的な脂質（トリグリセリド）
　　　　の化学構造

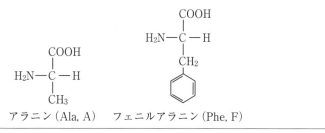

アラニン（Ala, A）　　フェニルアラニン（Phe, F）

図2-5　タンパク質を構成する代表的なアミノ酸の化学構造

3. 体 液

体内に含まれる水は体液と呼ばれ，その2/3は細胞内にあり（細胞内液），1/3が細胞外に存在する（細胞外液）。この水はもちろん，純水ではなくさまざまな物質が溶けているが，細胞内液と細胞外液でその組成が大きく異なっている（**図2-6**）。特に重要な違いは陽イオンの違いで

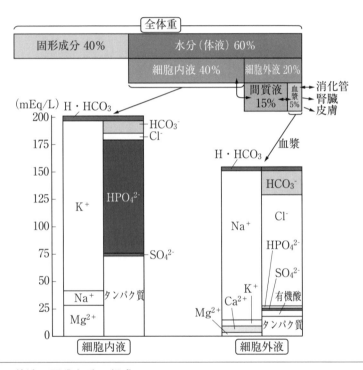

図2-6　体液の区分とその組成
　体液は，細胞内液と，細胞外液である間質液と血漿に分けられる。図中の → は，体液の移動が可能な向きを示している
坂井建雄，岡田隆夫：系統看護学講座 解剖生理学 第10版. p60，医学書院，2018

あり，細胞内液ではカリウムイオン（K$^+$）が圧倒的に多いのに対し，細胞外液ではナトリウムイオン（Na$^+$）が多い。

（1）浸透圧

　細胞を包む細胞膜は半透膜と呼ばれる。つまり，水は自由に通すが，水に溶けている物質（これを溶質という）は通さない。**図 2-7** は半透膜による浸透圧発生のメカニズムを模式的に表したものである。容器を半透膜で仕切り，右側には蒸留水，左側に塩水を同じ量だけ入れたとする（**図 2-7a**）。半透膜は水は通すが塩分は通さないため，濃度差を小さくする方向，即ち水が右側から左側へと移動し，水面の高さが変化する（**図 2-7b**）。この時の左右の水面の高さの差が浸透圧に他ならない。

　細胞外液，つまり細胞と細胞の間を満たしている間質液（組織液）や血液の液体成分である血漿の塩分濃度が上昇して浸透圧が高くなると，水が細胞内から吸い出されて，細胞は縮んで機能できなくなる。逆に細胞外液の浸透圧が低下すると，水が細胞内に流入して細胞は膨れ，ひどい場合には破裂する。私たちの身体には血漿の浸透圧を一定に保つためのさまざまなメカニズムが備わっている。水をしばらく摂取しないと体液が濃縮されて血漿の浸透圧が上昇し，喉の渇き（渇感）を生じ私たち

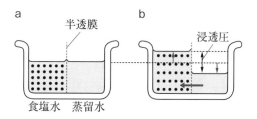

図 2-7　浸透圧が発生するメカニズム

岡田隆夫，長岡正範：標準理学療法学・作業療法学 専門基礎分野 生理学 第 5 版．p9，医学書院，2018

は水を飲む行動に駆り立てられる。同時に抗利尿ホルモン（バソプレシン，ADH ともいう）の分泌が増えて尿が濃縮されて尿量が減り，水分の排泄量が節約される。逆に血漿の浸透圧が低下すると抗利尿ホルモンの分泌が減り，希釈された多量の尿が排泄される。

（2）拡　散

　コップに水を入れ，そこに青インクを一滴垂らしてみよう。最初は垂らした部位が濃い青色に染まっているが，かき混ぜずに放っておいてもやがてコップの水全体が薄い青色に染まる（**図 2-8**）。これは同じ分子どうし，あるいは粒子どうしはたがいに反発し合い，次第に離れていく性質があるからである。つまり，物質は溶液中では濃度の高いところから，濃度の低い方向へと移動する性質がある（拡散）。肺において酸素が血液中に溶け込むが，この酸素の動きは拡散によっている。つまり新鮮な空気が吸い込まれて酸素濃度の高い肺胞から，酸素濃度の低い血液中へと酸素が拡散する。逆に二酸化炭素は濃度の高い血液中から，濃度の低い肺胞へと拡散して呼出される。全身の組織と血液との間で起こる物質交換も拡散によっている。酸素や栄養素は濃度の高い血液から，それらが消費されて濃度が低くなっている組織へと拡散し，二酸化炭素や老廃物は濃度の高い組織から濃度の低い血液中へと逆向きに拡散する。

　拡散はこのように私たちの身体内でも物質の移動を引き起こすメカニ

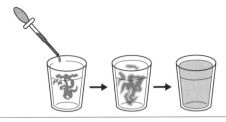

図 2-8　拡散のメカニズム

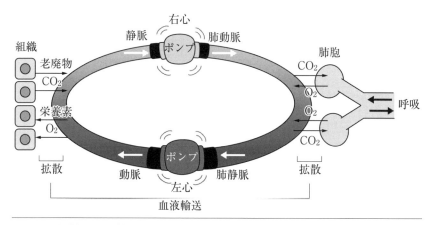

図2-9　拡散と血液輸送
岡田隆夫：みるよむわかる生理学．p56，医学書院，2015

ズムとしてきわめて重要な働きをしている。しかしながら，拡散に要する
時間は距離の2乗に比例して増加する。つまり毛細血管と組織細胞との間
（10μm 程度）のように短距離であれば拡散による移動で充分間に合う
が，肺から足の指先の細胞へ酸素を送る場合のような長距離では，拡散で
はとても間に合わない。そこで長距離の輸送のためには血流輸送が行わ
れる。即ち，心臓というポンプとそれによって勢いよく拍出される血液
による輸送である（**図2-9**）。

4．細胞膜

　細胞の内と外とを隔てているのが細胞膜である。細胞膜は**図2-10** の
ようにリン脂質の二重層からなっている。前述の中性脂肪から脂肪酸が
1本はずれ，代わりにリン酸が結合したものがリン脂質であり，リン酸
部分は親水性，脂肪酸部分は疎水性であるため，リン酸部分を上下に向
けたサンドウィッチ状になっている。そしてこのリン脂質の二重層の間

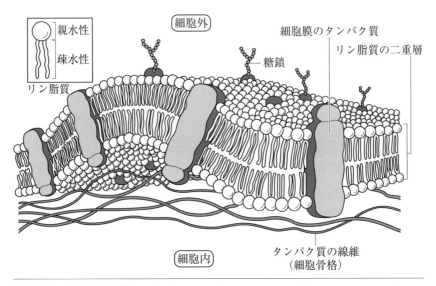

図 2-10　細胞膜の構造
細胞を含む細胞膜は，リン脂質の二重層とそこに挟まっているタンパク質から
なる
坂井建雄，岡田隆夫：系統看護学講座 解剖生理学 第 10 版. p39，医学書院，
2018

にタンパク質が島のように散在している。

　細胞膜は半透膜であり，水は通すが水に溶けている溶質は通さないと
前述したが，細胞が外界とは全く没交渉であるというわけにはいかな
い。栄養素であるグルコースなどを取り込まねばならないし，老廃物は
排出しなくてはならない。また，次の項で説明するように，他の細胞
に，あるいは自身の細胞内で信号を送るために電位変化を起こす必要が
ある。この電位変化を起こすのはイオンの動きであり，Na^+や K^+が細
胞内外を必要に応じて出入りする。このような細胞内外の物質移動の窓
口になっているのが，細胞膜中のタンパク質である。この細胞膜タンパ
クの役割は次のように分類される。

（1）チャネル

　神経刺激やホルモン，電位変化（後述）によってチャネルが開口し，各種のイオンが濃度勾配に従って細胞内に流入したり，細胞外へ流出する（**図 2-11a**）。イオンによって通るチャネルが決まっており，Na^+ を通す Na^+ チャネル，K^+ を通す K^+ チャネル，Ca^{2+} を通す Ca^{2+} チャネルなどがある。

（2）輸送体

　エネルギーを消費して濃度勾配に逆らって K^+ を細胞内に汲み入れ，それと交換して Na^+ を細胞外に排出する Na-K ポンプ，Na^+ の濃度勾配を利用してグルコースを細胞内に取り込むグルコース輸送体などがある（**図 2-11b**）。

（3）受容体

　神経の末端から放出される神経伝達物質やホルモン（これらをアゴニストと呼ぶ）を結合することで，細胞内の代謝，その他の機能を変化させる（**図 2-11c**）。アゴニストごとに特定の受容体にのみ結合する。例えば，アドレナリンというホルモンはアドレナリン受容体にのみ結合し，アドレナリン受容体を持たない細胞には何らの作用も及ぼさない。

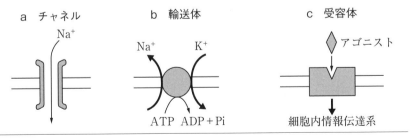

図 2-11　**細胞膜タンパクの役割**

（4）酵　素

　一部の細胞の細胞膜上には酵素があり，物質の分解を行っている。例えば，小腸上皮細胞膜には二糖類を分解する酵素があり，これを単糖に分解してそのまま吸収する。

5．静止電位と活動電位

　神経による情報伝達や筋を収縮させるきっかけは電気的な信号によって行われる。このように電気的信号を発することを「興奮する」といい，そのような細胞のことを「興奮性細胞」と呼ぶ。興奮性細胞の細胞膜内側は外側に対して通常（興奮していない時）は負に帯電しており，これを静止電位と呼ぶ。このような細胞が刺激を受けると膜電位は一時的に正に帯電する。この一瞬の電位変化を活動電位と呼ぶ。

（1）静止電位

　刺激がない時には細胞膜上のチャネルは閉じているが，興奮性細胞のK^+チャネルは開口している。細胞内のK^+濃度は細胞外に比して高いため（図2-6参照）K^+は濃度勾配に従って細胞外へと流出する。ところがプラスのイオン（これを陽イオンと呼ぶ）であるK^+が出て行くために細胞内は負に帯電し，磁石の陽極と陰極が引き付け合うようにK^+を引き付け，K^+の流出を妨げる。このようにある程度のK^+が流出した時点でK^+の流出を引き起こす濃度勾配とK^+の流出を妨げる電位勾配とが釣り合った時点でK^+の移動は止まる（図2-12）。この時の細胞内電位が静止電位と呼ばれる。神経細胞の静止電位はおよそ-70〜$-60\,mV$である。

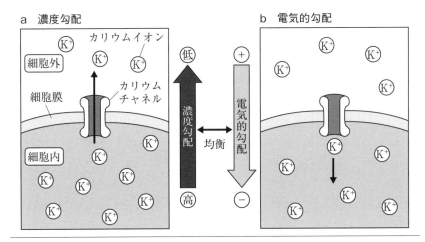

図 2-12　静止電位のメカニズム
K⁺は濃度勾配に従って，細胞内から細胞外へと流出するが，それにより発生する電気的勾配が K⁺を細胞内に引き止める。これが釣り合った時の電位が静止電位となる
坂井建雄，岡田隆夫：系統看護学講座 解剖生理学 第 10 版．p42，医学書院，2018

（2）活動電位

　興奮性細胞が電気刺激をされたり，神経伝達物質による刺激を受けると，細胞膜の静止電位が浅くなる（これを脱分極という）。そして脱分極がある限度（閾値）を超えると突然に Na⁺チャネルが開口し，Na⁺が濃度勾配・電位勾配に従って細胞内に流入し，膜電位は急激に上昇して一瞬の間プラスとなる。しかし，Na⁺チャネルはすぐに閉鎖し，流入した Na⁺は Na-K ポンプによって細胞外へ排出されて，再び静止電位に戻る。これが活動電位である（**図 2-13**）。神経細胞の活動電位の持続時間は 1～5 ミリ秒である。

6. ホメオスタシス

　私たちの体温が普段は 37℃前後の一定に保たれているように，身体

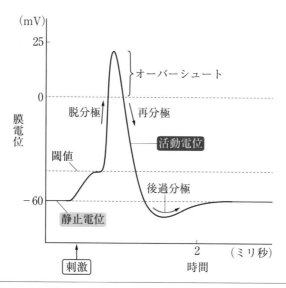

図 2-13　神経細胞の静止電位と活動電位
神経細胞は細胞内が負に帯電しており，−70〜−60 mV の静止電位を持つ。刺激を受けた神経細胞は脱分極し，閾値を超えると活動電位が発生する。再分極により膜電位は低下し，後過分極の後，静止電位に戻る
坂井建雄，岡田隆夫：系統看護学講座　解剖生理学　第 10 版. p388, 医学書院, 2018

内の環境は狭い範囲で一定になるように調節されている。このように体内環境が一定に保たれていることをホメオスタシス（生体恒常性）と呼ぶ。体温のみならず体液の pH や浸透圧，血糖値（血液中のグルコース濃度），動脈血の酸素含量（酸素分圧）など多くの値が狭い範囲で一定に保たれている。安静時の血圧も人による違い（高血圧の人や低血圧の人）はあるものの，その人なりに一定に保たれている。このようにホメオスタシスが維持されるのは自律神経による内臓機能の反射的調節と各種のホルモンによる調節のためである。ホメオスタシスが維持できなくなった状態，それが疾病であるともいえる。

3 | 消化と吸収

坂井建雄

《**目標＆ポイント**》
口から食べた食物が消化管を下る間にどのように消化され，そしてどのようにして栄養素が吸収されるか，また肝臓や膵臓がどのような役割を果たしているかを解説する。

《**キーワード**》　消化管の構造，肝臓の役割，３大栄養素の消化と吸収

　　消化器系では，生命維持に必要な栄養を食物として口から取り込み，消化された栄養素を水とともに体内に吸収する。消化器系は口から肛門まで続く１本の消化管と，それに付属するいくつかの器官からなる。口から肛門までの消化管のうち，本体部分の胃・小腸・大腸は腹腔に収まっている。口腔には唾液腺，十二指腸には肝臓と膵臓が付属する（**図3–1**）。

1．口腔～食道での咀嚼と嚥下

（1）口腔の構造

　　口腔は上顎と下顎に挟まれた腔所で，前方は外界に開き，後方は咽頭につながる。口蓋によって上方の鼻腔から隔てられ，頬と口唇に囲まれて閉鎖空間になる。口腔は歯列により区分され，歯列より前外方を口腔前庭，後内方を固有口腔という。固有口腔の床には舌があり，後方は狭い口峡を通して咽頭につながっている。口腔では顎を動かして歯によって食物を粉砕し（咀嚼），咽頭・食道に送り出す（嚥下）。３つの唾液腺が口腔に唾液を分泌して咀嚼を助ける。口蓋の前部（硬口蓋）は骨

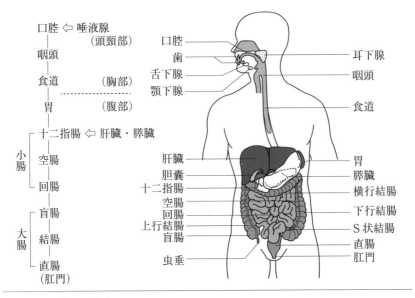

口腔 ⇦ 唾液腺
　　　　（頭頸部）
咽頭
食道　　　（胸部）
－－－－－－－－－
胃　　　（腹部）

十二指腸 ⇦ 肝臓・膵臓
小　空腸
腸　回腸

大　盲腸
腸　結腸
　　直腸
　　（肛門）

口腔
歯
舌下腺
顎下腺

肝臓
胆嚢
十二指腸
空腸
回腸
上行結腸
盲腸
虫垂

耳下腺
咽頭
食道

胃
膵臓
横行結腸
下行結腸
S状結腸
直腸
肛門

図 3-1　消化器の概観
消化器は，口から始まり肛門に至る 1 本の消化管と，それに付属するいくつかの
臓器からなる
坂井建雄，岡田隆夫：系統看護学講座 解剖生理学 第 10 版. p64, 医学書院，
2018

からなり，後部（軟口蓋）は筋性で上下に動く（**図 3-2**）。

　成人の歯列（永久歯）は上顎と下顎で左右に各 8 本ずつ，計 32 本が
ある。歯の形には 4 種類あり，8 本のうち切歯が 2 本，犬歯が 1 本，小
臼歯が 2 本，大臼歯が 3 本である。切歯は平たい形，犬歯は尖った形，
小臼歯は小さな握り拳，大臼歯は大きな握り拳の形である。第 3 大臼歯
は思春期以後に萌出して親知らずと呼ばれ，生え方が不完全なことも多
い。小児の歯列（乳歯）は乳切歯 2 本，乳犬歯 1 本，乳臼歯 2 本からな
り計 20 本である。乳歯は生後 6〜7 カ月頃から生え始めて 2〜3 歳で生
えそろい，6〜13 歳頃に永久歯に置き換わる。

　唾液腺には 3 対の大唾液腺がある。耳下腺は耳の前方の皮下にあり，

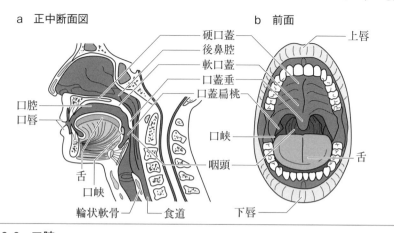

a　正中断面図

b　前面

硬口蓋
後鼻腔
軟口蓋
口蓋垂
口蓋扁桃
上唇
口腔
口唇
口峡
咽頭
舌
口峡
輪状軟骨
食道
下唇
舌

図 3-2　口腔
坂井建雄, 岡田隆夫：系統看護学講座 解剖生理学 第 10 版. p66, 医学書院, 2018

導管が頬の粘膜に開口する。顎下腺は下顎骨の下にあり，舌下腺は下顎の歯列と舌の間にあり，ともに固有口腔の床に開口する。この他に口腔粘膜には小唾液腺が散在する。唾液腺からは 1 日あたり 1〜1.5 L の唾液が分泌される。唾液にはムチンが含まれて唾液に粘り気を与える。また α -アミラーゼ（プチアリン）というデンプン消化酵素も含まれるが，その働きは大きなものではない（**図 3-3**）。

　舌は口腔底にある骨格筋の塊で，その表面は固い結合組織と粘膜で覆われている。舌の前 2/3（舌体）の粘膜には舌乳頭という小さな出っ張りが多数生えており，後 1/3（舌根）の粘膜は凸凹してリンパ組織が集まっている（舌扁桃）。舌乳頭の形には下記の 4 種類のものがあり，その一部には味覚を感じる味蕾が備わっている。[1] 有郭乳頭は舌体の後縁の分界溝に沿って 1 列に並び，樽形で味蕾を有する。[2] 葉状乳頭は舌の外側面にあり，ヒダ形で味蕾を有する。[3] 茸状乳頭は舌体の背面に分布し，赤い点状で上面に味蕾を有する。[4] 糸状乳頭は舌体の背面に無数にあり，先端が角化しており味蕾を持たない（**図 3-4**）。

34

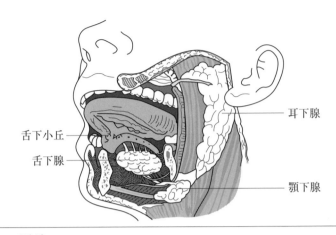

図 3-3　唾液腺

　大唾液腺は，耳のすぐ前にある耳下腺，下顎骨の内側に隠れる顎下腺，口腔底にある舌下腺である。耳下腺の導管は頬粘膜に，顎下腺と舌下腺の導管は口腔底（舌下小丘）に開く

坂井建雄，岡田隆夫：系統看護学講座　解剖生理学　第 10 版．p70，医学書院，2018

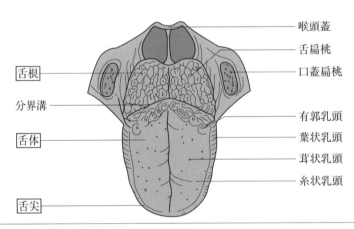

図 3-4　舌粘膜

坂井建雄，岡田隆夫：系統看護学講座　解剖生理学　第 10 版．p68，医学書院，2018

（2）咽頭と食道

　咽頭は，鼻腔・口腔の後方にあり，口腔から食道に抜ける食物の通路と，鼻腔から喉頭に抜ける呼吸の通路の交差点である。壁は骨格筋からできている。咽頭の上部では外側壁に耳管の開口部があり，後壁にはリンパ組織が集まっている（咽頭扁桃）（**図 3-5**）。

　食道は胸部の縦隔を縦走する筋性の管（長さ約 25 cm）で，上方では咽頭につながり，下方では横隔膜を貫いて胃の噴門につながる。食道壁の筋は，上 1/3 では骨格筋，下 2/3 では平滑筋からできており，蠕動運動によって食物を運ぶ。

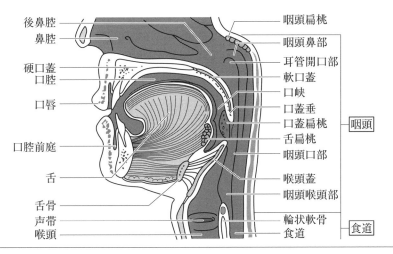

後鼻腔
鼻腔
硬口蓋
口腔
口唇
口腔前庭
舌
舌骨
声帯
喉頭

咽頭扁桃
咽頭鼻部
耳管開口部
軟口蓋
口峡
口蓋垂
口蓋扁桃
舌扁桃
咽頭口部
喉頭蓋
咽頭喉頭部
輪状軟骨
食道

咽頭

食道

図 3-5　咽頭

咽頭は，口腔から食道への食物路と鼻腔から喉頭への呼吸路の交差するところで，鼻部・口部・喉頭部に分けられる
坂井建雄，岡田隆夫：系統看護学講座 解剖生理学 第 10 版．p73，医学書院，2018

（3）咀嚼と嚥下

　咀嚼は口腔において食物をすりつぶす働きで，食物の消化の第1段階である。口を閉じて閉鎖空間となった口腔の中で，唾液を加えて食物を湿らせ，舌によって食物をこね回し，下顎骨を動かして歯によって食物を粉砕する。

　嚥下は口腔から咽頭に食物を送り込む動作で，3相に分けられる。第1相（口腔相）は随意的な運動で，舌によって食物が軟口蓋に押し付けられ，咽頭に押し出される。第2相（咽頭相）は反射的な運動で，軟口蓋が後ろに押し付けられて鼻腔と咽頭の間を閉ざし，喉頭が挙上して喉頭蓋が喉頭の入口を塞ぎ，食物が食道に送られる。第3相（食道相）は自律的な蠕動運動で食物を胃に運ぶ（**図3-6**）。

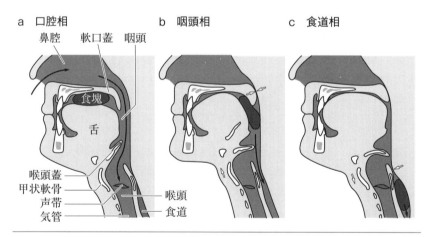

図 3-6　嚥下
坂井建雄，岡田隆夫：系統看護学講座 解剖生理学 第10版．p74，医学書院，2018

2．胃での食物の一時的貯留

（1）胃の構造と運動

　胃は袋状で左上腹部にあり，食物を貯留して1〜1.5Lほどに広がる。胃の上部の入口は噴門で，右下部の出口の幽門には幽門括約筋がある。左縁は大きく膨らみ（大彎），右縁は凹んでいる（小彎）。噴門の左に丸く張り出した部分を胃底といい，生体では小彎の下部がくびれて胃角と呼ばれる。大彎からは大網という腹膜ヒダがぶら下がり，小彎に付着する小網という腹膜ヒダは肝門までつながる。

　胃壁の平滑筋層は3層からなり，内側から斜走・輪走・縦走の線維からなる。胃に食物が入ると平滑筋は反射的に弛緩し，内圧を高めないで容積を増やす。一定量の食物が胃に入ると自動的に蠕動運動が起こり食物が混和されるが，幽門括約筋の働きによって十二指腸に少しずつ送り出される（**図 3-7**）。

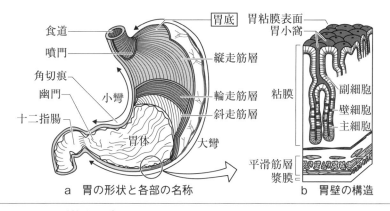

a　胃の形状と各部の名称　　b　胃壁の構造

図 3-7　胃の形状と胃腺
胃は噴門で食道とつながり，幽門で十二指腸とつながる。胃壁は粘膜・平滑筋層（斜走・輪走・縦走筋層）・漿膜からなる
坂井建雄，岡田隆夫：系統看護学講座 解剖生理学 第 10 版. p77，医学書院，2018

（2）胃粘膜と胃液

　胃粘膜の表面には 1 mm ほどの間隔で胃小窩という小孔があり，ここに胃腺が開口している。胃腺には粘液を分泌する副細胞のほかに，ペプシノゲンを分泌する主細胞と塩酸を分泌する壁細胞が備わっている。ペプシノゲンは塩酸の働きで分解されてペプシンというタンパク質分解酵素になる。胃液の塩酸とペプシンの働きによってほとんどの細菌が殺されてしまうので，この消毒・殺菌作用により食物の腐敗や食中毒が抑えられる。胃液の pH は 1〜2，分泌量は 1 日あたり 1〜3 L ほどである。

　胃の幽門近くの胃腺には内分泌細胞が備わっており，食物が胃に入って胃液の酸が薄められるとガストリンというホルモンを分泌し，ガストリンは胃液の分泌を刺激して胃内容を酸性に保つ。

3．小腸での消化・吸収

（1）小腸の構造と役割

　小腸は，後腹壁に固定された十二指腸と，腸間膜によってぶら下げられた空腸・回腸からなる。小腸では栄養の消化と吸収が本格的に行われる。

　十二指腸は胃の幽門から続く長さ 25 cm ほどの部位で C 字形に走行し，膵臓の右端（膵頭）を囲んでいる。十二指腸には肝臓と胆嚢からの総胆管と膵臓からの膵管が合流して開口する。この開口部は十二指腸壁に盛り上がり（大十二指腸乳頭），開口部の周りをオッディ括約筋が囲んで胆汁と膵液の流入を制限している。

　空腸・回腸は長さ 6 m ほどで，左上腹部で十二指腸からつながり，右下腹部で盲腸に流入する。腸間膜の付け根はこの間 15〜20 cm ほどをまっすぐつないでおり，ここからカーテン状にぶら下がった腸間膜の末端が空腸・回腸に付着する。

　小腸の壁は，外面の腹膜（十二指腸では結合組織性の外膜），本体の筋層，内面の粘膜からなる。筋層は平滑筋性で内輪層と外縦層の 2 層からなる。筋層内にはアウエルバッハ神経叢があり，平滑筋の運動を調節する。小腸の運動によって粥状になった食物は［1］行ったり来たりする振り子運動，［2］混和させる分節運動，［3］大腸方向に進む蠕動運動を行う。

　小腸内面の粘膜はさまざまなサイズの隆起により表面積を広げており，栄養の消化・吸収の効率を高めている。［1］輪状ヒダは粘膜が円周方向にうね状に盛り上がったもの，［2］腸絨毛は粘膜から突き出た突起，腸陰窩は腸絨毛の間の窪み，［3］刷子縁は腸上皮細胞の突起が密に集まったもの，である。これらによって内面の表面積は外面の 600 倍にも広がっている（**図 3-8**）。

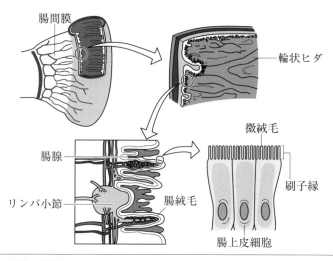

図 3-8　小腸の構造
　小腸壁は，輪状ヒダ，腸絨毛，微絨毛などにより表面積を広げている。これにより効率的に栄養を摂取できる

（2）栄養素の消化・吸収

　糖質・タンパク質・脂質は胃腸において胃液や膵液に含まれる消化酵素により分解され，さらに腸上皮細胞の刷子縁膜にある酵素の作用で分解され，吸収できる形に変えられる。

　デンプンはおもに膵液（及び唾液）中の α-アミラーゼによって二糖類のマルトースにまで分解される。スクロース（ショ糖，いわゆる砂糖）やラクトース（乳糖，乳汁に含まれる）の二糖類はそのまま小腸まで送られる。二糖類は腸上皮細胞の刷子縁にある酵素の働きで，細胞膜の表面で分解されてグルコース，フルクトース，ガラクトースなどの単糖になり，細胞膜にある輸送タンパク質（担体）に結合して細胞内に取り込まれ，さらに反対側の細胞膜から放出されて腸絨毛の毛細血管内に入る。

　タンパク質は胃液に含まれるペプシン，膵液中のトリプシンやキモトリプシンなどの作用で分解されてアミノ酸2個のジペプチドないし3個のトリペプチドまで分解される。これらはさらに刷子縁のアミノペプチダーゼの働きでアミノ酸にまで分解され，細胞膜の担体の働きで輸送・放出されて腸絨毛の毛細血管内に入る。

　脂肪の大部分はトリグリセリド（グリセリン＋脂肪酸×3）で，胆汁に含まれる胆汁酸の働きで乳化され，膵液のリパーゼの作用により脂肪酸とモノグリセリド（グリセリン＋脂肪酸×1）に分解される。これらは胆汁酸の作用によって小滴（ミセル）を形成し，腸上皮細胞を通過して脂肪に再合成され，脂肪滴（カイロミクロン）を形成して腸絨毛のリンパ管に入る（**表3-1**）。

表3-1　消化過程

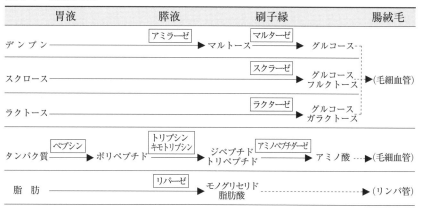

4.　大腸での糞便形成

（1）大腸の構造と役割

　大腸は小腸よりも太く，長さは1.5mほどで，右下腹部の盲腸，腹腔を走行する結腸，骨盤内の直腸と続き，肛門となって会陰に開く。大腸では，消化・吸収された残りから水分などを吸収して固形状の糞便を形成する。

　盲腸は大腸の始まりの部分で，回腸が側壁に開口する。盲腸の先端には長さ数cmの細い虫垂がついており，粘膜にはリンパ組織が豊富にある。

　結腸は大腸の大部分を占め，盲腸に続いて右腹部を上方に（上行結腸），上腹部を左に（横行結腸），左腹部を下方に（下行結腸）走り，大きくうねって骨盤に入り（S状結腸），直腸に移行する。結腸では縦走筋が壁の3カ所に集まって3本の結腸ヒモを形成しており，外観から結腸を同定する手がかりになる。

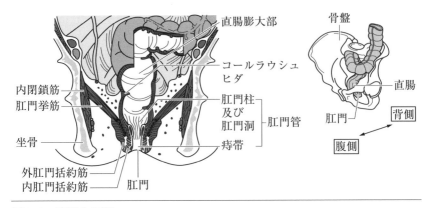

図 3-9　直腸と肛門
直腸は，内腔の広い直腸膨大部から細くなった肛門管へと続き，肛門につながる
坂井建雄，岡田隆夫：系統看護学講座　解剖生理学　第 10 版．p93, 医学書院，
2018

　直腸は骨盤内で仙骨前面を下行し，尾骨の先端を越えたところで後下方に曲がって肛門に達する。肛門は平滑筋の内肛門括約筋と骨格筋の外肛門括約筋に囲まれ，細くなった部分は肛門管と呼ばれ，ここで排便の調節が行われる。肛門管より上方の広い部分は直腸膨大部と呼ばれる。

　大腸の粘膜には輪状ヒダも腸絨毛もなく，腸陰窩が備わっている。大腸では水と電解質のみが吸収され，栄養素の吸収は行われない（**図3-9**）。

（2）排　便

　直腸に糞便が送り込まれて直腸壁が伸展されると便意を生じる。その情報が脊髄下部の排便中枢に伝わると反射的に副交感神経を経由して直腸が収縮し，内肛門括約筋が弛緩する。この時に大脳からの指令で外肛門括約筋が収縮して排便を一時的に抑制することができる。意志によって排便開始を決めると，外肛門括約筋が弛緩し，横隔膜と腹壁の筋を収縮させて腹圧を高めて排便を促進する。

5．肝臓と胆囊・胆管

（1）肝臓と胆囊・胆管の構造と役割

　肝臓は重さ1〜1.5kgほどの大きな臓器で，上腹部の右寄りにあり，横隔膜の下面に付着し，生体では大部分が胸 郭に隠れている。肝臓の上面は横隔膜に沿って丸く膨隆し，下面は腹部内臓に接して凹凸がある。肝臓の下面前部に胆囊がある。肝臓を前面からみると右葉と左葉に分かれるが，下面からみると右葉と左葉の間で前に方形葉，後ろに尾状葉が分かれる。これら4葉の間が肝門である。肝門からは胆汁を運ぶ肝管が出て，固有肝動脈と門脈が流入する。肝臓の後部に下大静脈がはまり込み，ここに3本の肝静脈が流出する。肝臓は栄養素を代謝する中枢であるとともに，不要な物質を胆汁として腸に出す排泄器官でもある（**図 3-10**）。

　肝臓の組織は直径1mmほどの肝小葉が集まってできている。肝小葉では中心静脈（肝静脈の枝）の周りに肝細胞の列（肝細胞索）が放射状に配列し，周辺の結合組織領域（グリソン鞘）に肝管，門脈，肝動脈の枝が集まっている。肝小葉の中で血液はグリソン鞘から中心静脈に向かい，肝細胞索で作られた胆汁はグリソン鞘の肝管の枝に集まる（**図3-11**）。

　門脈は腹部の腸管すべてと内臓（膵臓，脾臓）からの血液を集めた静脈で，肝門から肝臓に進入する。腸管で吸収された栄養素は（脂質を除いて）すべて肝臓に集まる。肝動脈は腹腔動脈（腹大動脈から前面に出る第1の枝）から分かれる。肝臓には心拍出量の28%ほどの血液が流入し，その70%が門脈から，30%が肝動脈から流入する。

　肝門から出た左右の肝管は合流して総肝管になる。胆囊からは胆囊管が出て，総肝管と合流して総胆管になる。総胆管は下方に向かい，膵臓の後面に接し，膵管と合流して十二指腸の大十二指腸乳頭に開口する。

44

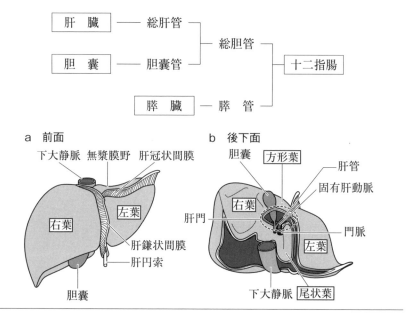

図 3-10　肝臓の肉眼構造

肝臓は，前方から見ると右葉と左葉に，後下方から見ると右葉・方形葉・尾状葉・左葉に区分される

坂井建雄，岡田隆夫：系統看護学講座　解剖生理学　第 10 版．p97，医学書院，2018

（2）肝臓の代謝機能

　肝臓では門脈を通して腸管で吸収された栄養素を受け取り，分解・合成して別の成分に変える。[1] 血液中のグルコースを取り込んでグリコーゲンとして貯蔵する。この働きにより食後に高くなった血液中のグルコース濃度（血糖値）を下げて正常範囲に維持する。グリコーゲンの合成は膵臓からのインスリンによって促進される。[2] 吸収されたアミノ酸から，アルブミン，グロブリン，フィブリノゲンなどの血漿タンパクを合成する。[3] 中性脂肪，コレステロール，リン脂質などを合成する。また肝臓は，赤血球産生に必要な鉄や，各種ビタミンを貯蔵する

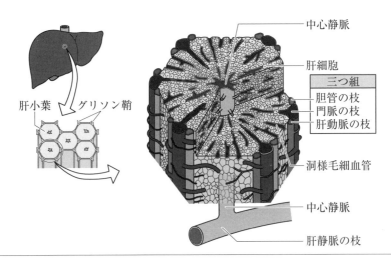

中心静脈

肝細胞

三つ組
胆管の枝
門脈の枝
肝動脈の枝

肝小葉　グリソン鞘

洞様毛細血管

中心静脈

肝静脈の枝

図 3-11　肝臓の組織構造
肝臓の組織は肝小葉という単位からなる。肝小葉では肝細胞とその間を通る洞様毛細血管が放射状に並んでいる。肝動脈・門脈・胆管のそれぞれの枝が三つ組を作っている
坂井建雄，岡田隆夫：系統看護学講座　解剖生理学　第 10 版. p99, 医学書院, 2018

働きも行う。

　肝臓では毒性の高い物質を代謝して毒性の低い物質に変える働き（解毒）を行う。アミノ酸の代謝で発生するアンモニアを毒性の少ない尿素に変える。脂溶性の物質は水溶性に変えて胆汁として排泄する。エストロゲンやバソプレシンなどのホルモンを不活性にする。

（3）胆汁分泌機能

　肝臓では絶えず胆汁が作られるが，オッディ括約筋の働きで普段は腸に出されないで胆囊に蓄えられ，濃縮される。食物が十二指腸に入ると，腸粘膜の内分泌細胞からホルモン（コレシストキニン）が出されて胆囊を収縮させ，括約筋を弛緩させて胆汁が十二指腸に流入する。胆汁

は胆汁酸とビリルビン（胆汁色素）のほかにさまざまな成分を含む。胆汁酸は食物中の脂肪を乳化して消化酵素が作用しやすくし，さらに分解して生じた脂肪酸とモノグリセリドを小滴（ミセル）にして吸収を促進する。

　腸に送り出される胆汁の最大の役割は，身体に不要な物質を排出することである。肝細胞が障害されたり，胆道が詰まって胆汁が消化管に出せなくなったりすると，胆汁成分が体内に貯留して全身状態が悪くなり，ビリルビンのために全身の皮膚が黄色くなる（黄疸）。

6. 膵　臓

（1）膵臓の構造と役割

　膵臓は胃と横行結腸の高さの後腹壁にある長さ 15 cm ほどの細長い器官で，右端（膵頭）が十二指腸の彎曲にはまり込み，左端が脾臓に接している。膵液を集めた導管（膵管）は総胆管と合流して十二指腸に開口する。

　膵臓の組織の大部分は膵液を作る外分泌部からなるが，その間にホルモンを出す内分泌部が散在し，膵島（ランゲルハンス島）と呼ばれる（**図 3-12**）。

（2）膵臓の外分泌機能

　膵臓の外分泌部は導管と腺房からなり，水分と HCO_3^- などの電解質に加えて，腺房から消化酵素（α-アミラーゼ，トリプシン，キモトリプシン，リパーゼなど）が分泌され，十二指腸で栄養素の消化を行う。膵液の分泌は迷走神経からのアセチルコリン，十二指腸粘膜からの消化管ホルモン（コレシストキニン，セクレチン）により刺激される。

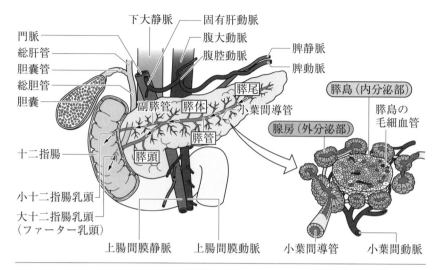

図 3-12　膵臓の肉眼構造と組織構造
膵臓は，膵液を作っている外分泌部とホルモンを分泌する膵島からなる
坂井建雄，岡田隆夫：系統看護学講座 解剖生理学 第 10 版．p96，医学書院，
2018

（3）膵臓の内分泌機能

　膵島からは糖の代謝を調節する 2 種類のホルモンが分泌される。B 細
胞から出されるインスリンは，肝細胞や筋細胞でグルコースを取り込み
グリコーゲンとして貯蔵するのを促進する。インスリンが不足すると血
糖値が上昇して糖尿病になる。A 細胞から出されるグルカゴンは，肝
臓に作用してグリコーゲンを分解してグルコースを放出させ，血糖値を
上昇させる。

4 | 血 液

岡田隆夫

《**目標＆ポイント**》
血液の構成と役割，血液の凝固と血液型について解説する。
《**キーワード**》 血漿，赤血球，白血球，血小板，血漿タンパク，凝固因子

　血液は心臓のポンプ機能によって全身を巡り，酸素や栄養素を全身の細胞に送り届け，そして全身の細胞での代謝の結果生じた二酸化炭素や老廃物を肺や腎臓に送って処理してもらうための輸送媒体である。血液は一見したところ液体にみえるが，さまざまな成分が溶けている液体成分（血漿）と，そこに浮かぶ細胞成分（血球）からなっている。血液が固まらないように抗凝固剤を加え，遠心分離を行うと重い細胞成分が試験管の底に沈み，軽い液体成分が上澄みとなる（**図 4-1a**）。この液体成分が血漿である。一方，抗凝固剤を加えずに血液を放置すると固まった血球成分が下に沈む。この塊を血餅といい，上澄みは血清と呼ばれる

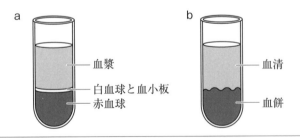

図 4-1　血液の成分（a：遠心して分離，b：そのまま放置）
坂井建雄，岡田隆夫：系統看護学講座 解剖生理学 第 10 版．p142，医学書院，2018

$$
血漿
\begin{cases}
\text{水（91\%）} \\
\text{無機塩類（}Na^+,\ K^+,\ Ca^{2+},\ Mg^{2+},\ Cl^-,\ HCO_3^-) \\
\text{（0.9\%）} \\
\\
有機物
\begin{cases}
タンパク質 \\
（7\%）
\begin{cases}
アルブミン \\
グロブリン（\alpha,\ \beta,\ \gamma） \\
フィブリノゲン
\end{cases} \\
糖質（0.1\%） \\
脂質（1\%） \\
老廃物（尿素，尿酸，クレアチニン）
\end{cases}
\end{cases}
$$

図 4-2　血漿の組成

坂井建雄，岡田隆夫：系統看護学講座 解剖生理学 第 10 版. p142, 医学書院, 2018

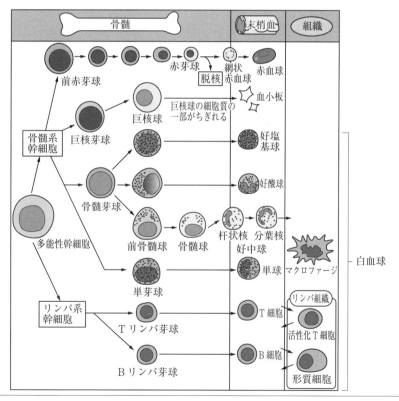

図 4-3　血液の細胞成分（血球）の分化

坂井建雄，岡田隆夫：系統看護学講座 解剖生理学 第 10 版. p143, 医学書院, 2018

（**図 4-1b**）。つまり血清とは血漿から血液を凝固させるための各種の凝固因子と呼ばれるタンパク質を除いたものであるといえる。

　血漿の組成を**図 4-2** に示した。血漿にはここに示したもの以外にも各種ホルモンやビタミンが微量ではあるが含まれている。一方の血球成分は赤血球，白血球，血小板の 3 種に大きく分類される。血球成分はすべて骨髄（骨の中心部分）で作られている（**図 4-3**）。

1．赤血球

　赤血球は直径が 7〜8 μm の中心部分が窪んだ円盤状の細胞であり，細胞としては例外的に核を持たない（無核）。骨髄における成熟途上では核を有しているが，骨髄から血流中に放出される直前に核を失う。このため核を失ったばかりの若い赤血球は円盤の中心部分に皺がよっているようにみえることから，網状赤血球と呼ばれる。通常はこの幼弱な網状赤血球は全赤血球の 0.2〜2% 程度を占めるに過ぎないが，大出血の後のように造血（赤血球を新しく作ること）が盛んになると網状赤血球の割合が増加する。

　赤血球のおもな役割は酸素の運搬であり，赤血球内には酸素を結合するヘモグロビンと呼ばれる赤い色素が詰まっている。ヘモグロビンは 4 本のグロビンというタンパク質とその中に包み込まれるようにして存在する 4 個のヘムからなっている（**図 4-4a**）。ヘムの中心部分に鉄（Fe）があり，この鉄に酸素が 1 分子結合する（**図 4-4b**）。

（1）赤血球の量と質

　赤血球の役割は酸素の運搬であるので，組織に充分な酸素を送るためには正常な赤血球が充分な数，存在している必要がある。赤血球が不足している状態は貧血と呼ばれる。貧血の指標として次の 3 つが重要である。

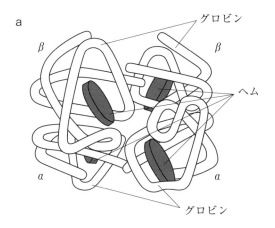

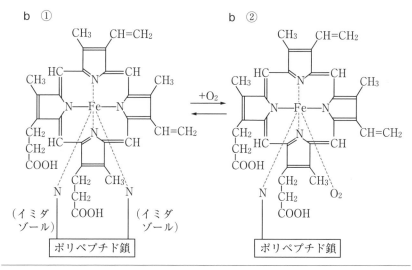

図 4-4　ヘモグロビンの構造模式図（a）と分子構造（b）

a：α，β鎖とヘム（円盤）からなる。b：①脱酸素化ヘモグロビン（還元ヘモグロビン）②酸素化ヘモグロビン（酸化ヘモグロビン）

1）赤血球数（RBC）：1 mm^3 の血液中に含まれる赤血球の数であり，基準値（正常範囲）は成人男性で 410 万～530 万/mm^3，成人女性で 380 万～480 万/mm^3 である。

2）ヘモグロビン濃度（Hb）：血液 100 mL 中に含まれるヘモグロビンの重さであり，基準値は成人男性で 14～18 g/100 mL，成人女性で 12～16 g/100 mL である。Hb 濃度が基準値よりも低い状態が貧血と定義される。

3）ヘマトクリット値（Ht）：血液中で血球成分が占める容積の割合である。**図 4-1a** における血球成分の高さを全体（血漿＋血球）の高さで割った百分率で表される。白血球と血小板の量は赤血球に比してきわめて少ないため，ほとんど「血液中で赤血球が占める容積の割合」ともいえる。基準値は成人男性で 40～48％，成人女性で 36～42％である。

（2）赤血球による酸素の運搬と二酸化炭素の処理

　前述のようにヘムの鉄に 1 分子の酸素が結合するため，ヘモグロビン 1 分子には 4 分子の酸素が結合する。すべてのヘモグロビンが酸素を結合したとすると，血液 100 mL は 20.1 mL の酸素を運ぶことができる。酸素を結合したヘモグロビンは酸素化ヘモグロビン（酸化ヘモグロビン）と呼ばれ，鮮紅色（動脈血の色で一般の人は見たことがないだろう）を呈する。一方，酸素と結合していないヘモグロビンは脱酸素化ヘモグロビン（還元ヘモグロビン）と呼ばれ暗赤色（ちょっとしたケガで出血した時の静脈血の色）を呈する。この色調の変化を利用してパルスオキシメータにより何％のヘモグロビンが酸素を結合しているか（これを酸素飽和度という）を簡便に測定することができる。

　ヘモグロビンは酸素が豊富にあり酸素分圧が高い肺では 100％近く（正常で 97.5％）が酸素を結合する。ところが酸素分圧が低下する末梢

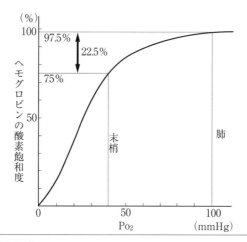

図 4-5　酸素解離曲線
肺の O_2 分圧（PO_2）は 100 mmHg であり，Hb 酸素飽和度は 97.5％である。末梢の O_2 分圧は約 40 mmHg であり，酸素飽和度は 75％となるため，22.5％の O_2 が細胞に利用されることになる
坂井建雄，岡田隆夫：系統看護学講座 解剖生理学 第 10 版．p146，医学書院，2018

組織では酸素を結合していることができなくなり多くの酸素を手放すことになる。この酸素分圧とヘモグロビンの酸素飽和度との関係は**図 4-5**のような S 字状の曲線となり，これをヘモグロビン酸素解離曲線と呼ぶ。末梢組織での酸素分圧は 40 mmHg 程度であるため，ヘモグロビンの酸素飽和度は 75％程度となり，この差 97.5－75＝22.5％の酸素が組織に供給されることになる。

　赤血球は二酸化炭素の運搬でも重要な役割を果たしている。赤血球内には炭酸脱水酵素があり，この酵素の作用により大部分の二酸化炭素は水と反応して重炭酸イオン（炭酸水素イオン：HCO_3^-）となって運ばれる。肺ではこの反応が逆向きに進み，重炭酸イオンから二酸化炭素が生じ，肺胞から体外へと呼出される（**図 4-6**）。

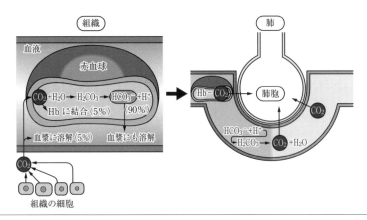

図 4-6　二酸化炭素の運搬
組織の細胞の代謝により発生したCO_2は，血管に入る。そのCO_2のうち5%は
そのまま血漿に融解し，5%は Hb などのタンパク質と結合する。残りはHCO_3^-
に変換され，血漿または赤血球内に溶解して肺へと運ばれる。肺に運ばれたCO_2
は，CO_2濃度が低い肺胞へと排出される
坂井建雄，岡田隆夫：系統看護学講座 解剖生理学 第10版. p133，医学書院，
2018

（3）赤血球の破壊

　赤血球の寿命は約120日であり，古くなった赤血球は脾臓または肝臓
において破壊され，マクロファージ（後述）に貪食される。赤血球が
破壊されることを溶血という。ヘムの中心部分にある鉄は貴重な元素で
あるため，肝臓に貯蔵されるか骨髄に送られ赤血球の新生に再利用され
る。ヘモグロビンの残りの部分はマクロファージ内でビリルビンとな
り，血流中に放出される。これを遊離ビリルビン（間接ビリルビン）と
呼ぶ。遊離ビリルビンは肝細胞に取り込まれて化学処理を受け，抱合型
ビリルビン（直接ビリルビン）となって胆汁として腸管内に排泄される
（**図4-7**）。溶血が亢進すると血流中に遊離ビリルビンが増加し，胆石や
胆管癌などによって胆汁の流れが阻害されると血流中の抱合型ビリルビ
ンが増加する。どちらのビリルビンも黄色をしているため，これらの

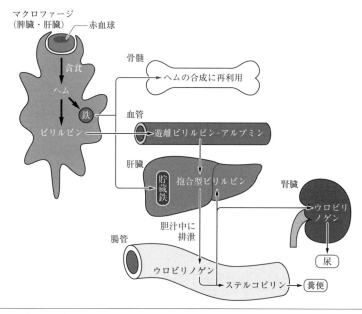

図 4-7　ビリルビンの腸肝循環と排泄経路
マクロファージに貪食された赤血球のヘモグロビンは，鉄と遊離ビリルビンとなる。骨髄に送られた鉄はヘムの合成に利用され，肝臓に送られたものは貯蔵鉄となる。アルブミンと結合した遊離ビリルビンは肝臓に送られ，抱合型ビリルビンとなり，胆汁として腸管内に排泄される。腸管に入ったビリルビンは糞便または尿として排泄されるが，一部は再吸収され，肝臓から胆汁中に分泌される
坂井建雄，岡田隆夫：系統看護学講座　解剖生理学　第 10 版. p149, 医学書院, 2018

血中濃度が上昇すると皮膚が黄色く染まる。この状態を黄疸（おうだん）と呼ぶ。

（4）赤血球の新生

　溶血される赤血球に見合うだけの新しい赤血球を骨髄において産生する必要があり，骨髄では赤芽球（せきがきゅう）（**図 4-3**）が絶えず分裂・増殖して赤血球の新生が行われている。赤血球新生のために特に必要なものとして次の３つが挙げられる。

1）**鉄**：鉄が不足するとヘムが合成できず，結果としてヘモグロビンが合成できなくなる。鉄の不足によって充分な赤血球を新生できなくなる鉄欠乏性貧血は貧血の中でも最も多い。

2）**抗貧血ビタミン**：赤血球新生のためには赤芽球が分裂・増殖する必要がある。細胞の分裂・増殖に際してはDNAの合成が必要である。ビタミンB_{12}や葉酸はDNA合成のために必要であり，これらが不足すると細胞分裂が阻害されて赤血球の新生が遅延し，貧血をきたす。これを巨赤芽球性貧血と呼ぶ。ビタミンB_{12}は胃から分泌される内因子という糖タンパクと結合することで初めて吸収可能となる。

3）**エリスロポエチン**：エリスロポエチンは腎臓から分泌されるホルモンで，骨髄に作用して前赤芽球の分裂・増殖を促進することで赤血球の新生を促進する。慢性の腎臓病があるとエリスロポエチン分泌が低下し，貧血をきたす。

2．白血球

　白血球は生体防御の主役である。病原微生物を殺滅することによって私たちを感染症から守ってくれるばかりでなく，体内での細胞分裂の失敗によって生じるがん細胞などの奇形細胞を速やかに発見して破壊することで，悪性腫瘍の発生をも予防している。血液中には通常は4,300〜8,000/mm^{3}存在する。

（1）顆粒球

　顆粒球（かりゅうきゅう）は白血球の約65％を占め，相手を特定せずに体内に侵入した異物を攻撃する非特異的防御（自然免疫）の主役である。直径は10〜16μmで赤血球よりも大型である。どのような色素によく染まるかによって次の3つに分類される。

1) 好中球：顆粒球の大部分を占め，成熟するにつれて棒状の核（杆状核）から枝分かれしたクローバーのような核（分葉核）に変化する（**図4-3**）。好中球は偽足を伸ばして移動することができ（遊走能），血管から出て炎症のある部位に集合する。また，偽足を伸ばして細菌などを細胞内に取り込み，消化して殺滅することができる（貪食能；**図4-8**）。また，活性酸素（反応性に富んだ酸素及びその関連分子）を放出して細菌などを殺すこともできる。体内に炎症があると骨髄が刺激されて好中球産生が亢進し，結果として白血球数が増加する。

2) 好酸球：白血球の0〜7％を占め，酸性の色素によく染まる。細胞内の顆粒に蓄えられている化学物質や活性酸素を放出して寄生虫を殺すこ

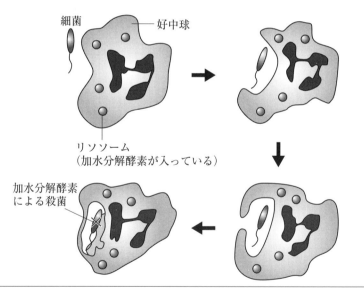

図4-8 好中球による貪食と殺菌・消化
好中球の貪食作用により取り込まれた細菌は，好中球のリソソームに含まれる加水分解酵素などによって殺菌され，消化される
坂井建雄，岡田隆夫：系統看護学講座 解剖生理学 第10版．p154，医学書院，2018

とができる。また，アレルギー疾患に際しては促進作用と抑制作用の両面を示す。寄生虫疾患とアレルギー疾患は好酸球増加をきたす代表であるといえる。

3）好塩基球：白血球全体の 0～1％を占め，塩基性の色素によく染まる。障害部位に最初に集まり，ヒスタミンなどを放出して炎症を引き起こすとともに，好中球を呼び寄せる。

（2）リンパ球

　白血球の約 30％を占める直径 6～10 µm の細胞である。その役割から T リンパ球（T 細胞）と B リンパ球（B 細胞）に分けられる。リンパ球は免疫（獲得免疫：特異的防御）を担当する細胞として重要であり，第 14 章において解説する。ただし，リンパ球の一種である Natural Killer 細胞（「生来の殺し屋細胞」の意味で，頭文字をとって NK 細胞と呼ぶ）は非特異的防御に関わる重要なメンバーであり，がん細胞などの腫瘍細胞やウイルスに感染した細胞を効率よく殺滅する。

（3）単　球

　白血球の約 5％を占める。血流中にある単球はまだ幼弱な細胞であり，やがて血管外に遊走して定着し，大型のマクロファージ（大食細胞）となる。好中球と同様に遊走能があり，かつきわめて高い貪食能を示す。また，貪食したものに関する情報をリンパ球に提供（抗原提示）することで，免疫にも関与する。定着する部位によって独特の形態を取り，皮膚ではランゲルハンス細胞，肝臓ではクッパー細胞，骨では破骨細胞などと呼ばれる。

3．血小板

　骨髄において巨核球（**図4-3**）が崩壊して生じた直径3〜5 μm の細胞のかけらであり，血液中には15万〜35万/mm^3 ほど存在する。血小板の主要な役割は止血である。血管が損傷されると，血管壁中のコラーゲン線維（膠原線維）が露出される。このコラーゲン線維に接触すると血小板が活性化して，その部位に粘着する。さらに他の血小板を活性化する物質を放出して次々に粘着させ，血小板血栓（一次血栓）を作って応急的な止血をする（**図4-9**）。皮膚の微小な血管はぶつけたりすることで日常，絶えず傷ついている。このため，血小板の数が減少すると，応急止血ができないために全身のあちらこちらに皮下出血を起こし，青あざが生じる。この状態を紫斑病と呼ぶ。血小板はさらに血小板第3因子と呼ばれるリン脂質を放出し，本格的な血液凝固（後述）を促進する。

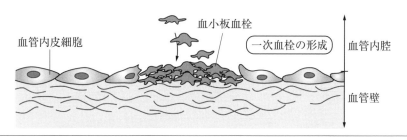

図 4-9　血小板血栓の機序
引用：坂井建雄，河原克雅（総編集）：カラー図解 人体の正常構造と機能 縮刷版第3版．p497，日本医事新報社，2017

4．血漿タンパクの役割

　血漿中には約 7 g/100 mL のタンパク質が含まれている。このタンパク質は大きくアルブミン（約 4.5 g/100 mL），グロブリン（約 2.5 g/100 mL）そしてフィブリノゲン（約 0.3 g/100 mL）に分けられる（**図4-10**）。免疫グロブリン（γ グロブリン：Ig と略す）を除くこれらのタンパク質はすべて肝臓で作られる（γ グロブリンはリンパ球が産生する）。血漿タンパクにはさまざまな役割がある。

1）アミノ酸の供給源：アルブミンは全身の組織細胞へのアミノ酸の供給源として肝臓で合成される。

2）膠質浸透圧の発生：毛細血管壁は半透膜（第 2 章参照）ではなく，水のみならず各種のイオンや栄養素，老廃物も自由に通すことができる。ところが血漿タンパクは分子が大きいため毛細血管壁を通過することができない。つまり，血漿タンパクにとっては毛細血管壁は半透膜であるといえる。このため，血漿タンパクに関しては間質液よりも毛細血管内の濃度が高いため，水を毛細血管内に吸引する力を発生する。これ

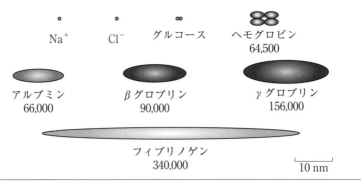

Na$^+$　　　Cl$^-$　　　グルコース　　ヘモグロビン
64,500

アルブミン　　　β グロブリン　　　γ グロブリン
66,000　　　　　90,000　　　　　156,000

フィブリノゲン
340,000

10 nm

図 4-10　血漿中の物質の大きさの比較
図中の数字は分子量を示す
坂井建雄，岡田隆夫：系統看護学講座 解剖生理学 第 10 版．p157，医学書院，2018

を膠質浸透圧という。

3）物質の輸送：各種のホルモンや鉄や銅などの分子や原子はサイズが小さいため，単独で血流中にあると腎臓において濾過され，尿として排泄されてしまう。これを防ぐためにこれらは分子が大きく腎臓で濾過されない血漿タンパクと結合して輸送される。また，脂質と結合してその輸送に関わるタンパク質はリポタンパクと総称される。

4）血液凝固への関与：血液の凝固は次節で述べるように一連の化学反応によって生じるが，この反応に関与する凝固因子はタンパク質である。最終的には血漿タンパクであるフィブリノゲンがフィブリンに変化して血液凝固が完了する。

5）抗体：リンパ球によって産生されるγグロブリンは抗体として働く（第14章参照）。IgG，IgM，IgA，IgE，IgDの５種類がある。

5．血液凝固と線維素溶解（線溶）

血管が損傷されると出血が起こる。応急的には前述の血小板の粘着による血小板血栓によって止血するが，完全な止血のためには血液凝固が必要である。血液凝固は凝固因子が次々に反応することによって生じる（**図 4-11**）。血管が損傷を受けると血液が血管壁のコラーゲンに直接接触する。これによって凝固因子である第12因子（XII）が活性化し（XIIa），これがXI因子を活性化する，といった具合に次々に凝固因子が活性化され，最終的にトロンビンがフィブリノゲンに作用して，これを糸状のフィブリンに変え，網目状になったフィブリンに血球がからみつくことによって血液凝固が完了する。損傷を受けた組織から放出されるトロンボプラスチンも血液凝固を促進する（外因経路）。血液凝固の反応過程で忘れてならないことは，ほとんどすべての過程でCa^{2+}の存在が必要な点である。逆にいえばCa^{2+}を除去すれば血液凝固を阻止

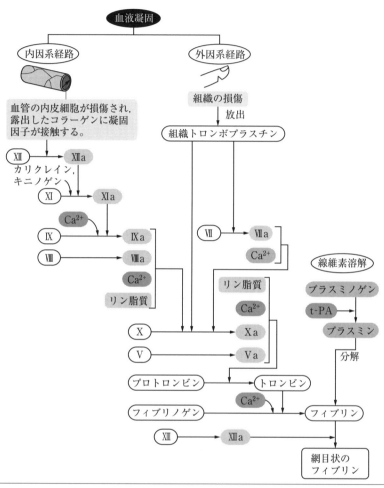

図 4-11　血液凝固と線維素溶解の過程

　血液凝固の反応には，内因系経路と外因系経路がある。どちらの経路も，ロー
マ数字で示した凝固因子が活性化し（活性化した凝固因子は a を付けて表され
ている），プロトロンビンをトロンビンに変換し，さらに XIIIa が作用すること
で網目状のフィブリンになる。これらの反応の多くで Ca²⁺ が必要となる。フィ
ブリンは，プラスミンによって分解（線維素溶解）される

坂井建雄，岡田隆夫：系統看護学講座　解剖生理学　第 10 版．p160，医学書院，
2018

することができる。検査のための採血の際などには採取した血液にシュウ酸ナトリウムやクエン酸ナトリウムを加えて Ca^{2+} を除去することで血液の凝固が阻止される。血液凝固因子が遺伝的に欠如する場合がある。第 VIII 因子，第 IX 因子の欠如によることが多く，血友病と呼ばれる。血友病は潜性（劣性）遺伝するため，ほとんどの場合，男性のみに現れる。

　血液凝固によって止血が完了すると組織の修復が始まり，血管壁の修復が完了した時点で凝固した血栓は取り除かれる必要がある。血漿中にはプラスミノゲンというタンパク質があり，これが修復された組織から放出される組織プラスミノゲン活性化因子（t-PA）によって活性型のプラスミンに変わり，プラスミンが凝固した血液を溶解する。この過程を線維素溶解（線溶）と呼ぶ（**図 4-11** 右下）。

5 | 呼 吸

岡田隆夫, 坂井建雄

《目標＆ポイント》
呼吸器系の構造と呼吸運動，そしてガス交換のメカニズムを解説する。
《キーワード》 気道，肺胞，吸息と呼息，ガス交換

1. 呼吸とは

　私たちは空気を吸ったり（吸息），吐いたり（呼息）する呼吸を繰り返している。吸い込まれた空気は鼻腔→咽頭→喉頭→気管→気管支（この空気の通り道を気道という）を経て肺に入り，さらに細かく枝分かれする気管支の末端にある薄い袋状の肺胞に到る。この肺胞において，周囲を取り囲む肺毛細血管の血液へと酸素（O_2）が溶け込んでいく。全身での代謝の結果生じた二酸化炭素（CO_2）は逆に肺毛細血管から肺胞へと移動し，呼息によって気道を逆向きに進み体外へと排出される。

　肺胞と肺毛細血管との間での O_2 や CO_2（これらを呼吸ガスと呼ぶ）の移動をガス交換という。肺におけるガス交換は O_2 が血液中に溶け込み，CO_2 が血液中から肺胞へと出ていくものであり，これを外呼吸という。一方，末梢の組織では O_2 は毛細血管から出て組織細胞に取り込まれ，組織細胞での代謝の結果生じた CO_2 は毛細血管内へ移動する。つまり末梢組織におけるガス交換は肺におけるそれとは逆向きであり，これを内呼吸と呼ぶ（**図 5-1**）。

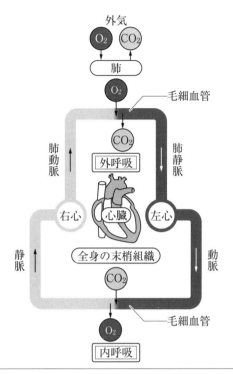

図 5-1　外呼吸と内呼吸
　右心からの血液は，肺で O_2 を取り込み，CO_2 を排出する（外呼吸）。その血液
は，左心に戻り，動脈を通って全身の末梢組織に送られ O_2 を細胞に供給すると
ともに，CO_2 を受け取る（内呼吸）
坂井建雄，岡田隆夫：系統看護学講座 解剖生理学 第 10 版．p121，医学書院，
2018

2．気道の構造と役割

（1）鼻腔と副鼻腔

　外鼻孔（鼻の穴）の奥は大きく広がった鼻腔になっている（**図 5-2**）。
鼻腔には上中下３つの鼻甲介と呼ばれる隆起があり，吸い込まれた空気

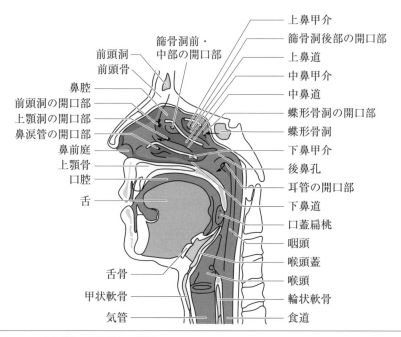

図 5-2　上気道・副鼻腔の構造

外鼻孔から入った空気は，鼻腔・後鼻孔を通り，咽頭・喉頭へ向かう

坂井建雄，岡田隆夫：系統看護学講座 解剖生理学 第 10 版. pp111-112, 医学書院, 2018

はこれらの隆起の間の隙間である上中下 3 つの鼻道を通って咽頭へと向かう。この構造は吸い込まれた空気を効率よく温めるラジエターの役割を果たしている。

　鼻腔の奥には鼻涙管が開口しており，余分な涙を鼻腔に導いている。また鼻腔周囲の頭蓋骨には上顎洞，前頭洞，篩骨洞，蝶形骨洞と呼ばれる 4 つの空洞（副鼻腔）があり，これらの空洞との交通路が鼻腔に開口している。副鼻腔は頭蓋骨の重さを軽減するとともに，発声の際の共鳴腔として働いている。鼻炎が副鼻腔に波及して慢性化した状態が副鼻腔炎（蓄膿）である。

（2）咽頭と喉頭

　咽頭は鼻腔から来る空気の通り道と，口腔から来る食物の通り道とが交叉する部分である。咽頭の鼻腔寄りの部分（咽頭鼻部）には中耳との交通路である耳管が開口しており，中耳内の気圧を調節して鼓膜の張り具合を調節する役割を果たしている。また咽頭では咽頭扁桃（いわゆる扁桃腺）を始めとする多くのリンパ節がリング状に取り巻いており（ワルダイエル咽頭輪），病原微生物の体内への侵入を防いでいる（**図 3-5**［p35］参照）。

　喉頭は咽頭から続く気管への入口部分であり，その上部から突出する喉頭蓋が食物の嚥下に際して反射的に喉頭の入口にフタをし，食物が喉頭に入ること（誤嚥）を防いでいる（**図 3-6**［p36］参照）。高齢者ではこの反射が遅れて誤嚥を生じ，食べた物が気管に入って誤嚥性肺炎を引き起こすことがしばしばある。

　喉頭には声帯があり，発声に関わっている。声帯は前庭ヒダと声帯ヒダからなり（**図 5-3**），左右の声帯ヒダの間の隙間，即ち声門を空気が

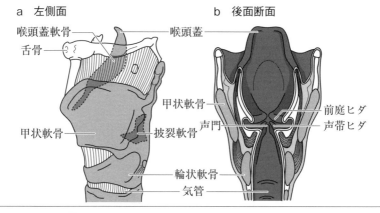

図 5-3　喉頭の構造

喉頭は，甲状軟骨・輪状軟骨・喉頭蓋軟骨・披裂軟骨などの軟骨に囲まれている。内腔には，前庭ヒダと発声に関わる声帯ヒダがみられる

坂井建雄，岡田隆夫：系統看護学講座 解剖生理学 第 10 版. p113, 医学書院, 2018

通過する時に，声帯ヒダが振動することによって声が作られる。ヒトのさまざまな声は，声帯ヒダの緊張度，声門の幅，口腔（舌や口唇），鼻腔，副鼻腔で修飾されることによって作られる。

（3）気管と気管支

　吸い込まれた空気は鼻腔，咽頭，喉頭を経て気管に入り，気管は第2肋骨の高さで左右の気管支に分かれる。気管・気管支は一定の間隔で馬蹄形の軟骨で取り囲まれており，気道がつぶれない構造になっている（**図5-4a**）。気管の背面には軟骨がなく平滑筋でできた膜状になってお

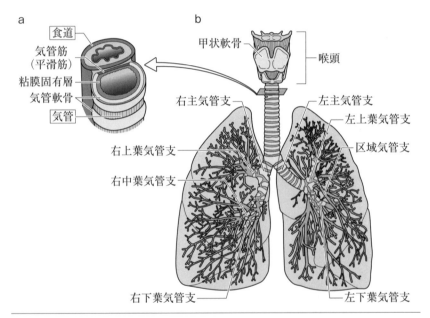

図 5-4　気管・気管支の構造（a：気管の断面，b：気管・気管支の構造）
気管は左右の気管支に分かれ，さらに葉気管支，区域気管支，細気管支へと分かれていく。右気管支は左気管支に比べて太く，短く，傾斜も垂直に近い
坂井建雄，岡田隆夫：系統看護学講座 解剖生理学 第10版. p115, 医学書院，2018

り, 嚥下された食物が食道を通る際, 食道が膨らむことを可能にしている。

　気管から左右に主気管支が分岐する。右肺は上中下の3つの肺葉に分かれているのに対し, 左肺は上下の2肺葉で, 右肺の方が大きいため, 右主気管支の方が太い (**図 5-4b**)。さらに気管からの分岐角度が小さい (垂直に近い) ため, 誤嚥した食物は右気管支に陥頓することが多い。右主気管支は3本, 左主気管支は2本の葉気管支に分かれ, さらに区域気管支に分岐して次第に細くなり, やがて壁の軟骨も消失した細気管支となって, 最終的にはブドウの房状の肺胞と呼ばれる壁のきわめて薄い小さな袋となって終わる。肺胞は肺毛細血管によって網目状に取り囲まれ (**図 5-5**), ここで吸い込まれた空気と血液との間でガス交換が行われる。

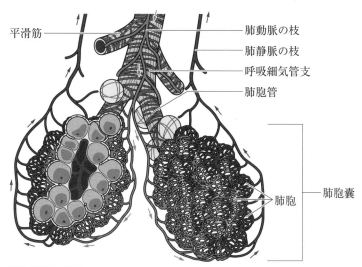

平滑筋
肺動脈の枝
肺静脈の枝
呼吸細気管支
肺胞管
肺胞
肺胞嚢

図 5-5　肺胞と血管
枝分かれした気管支末端は, 壁の薄い肺胞という袋に分かれている。肺の毛細血管は, 肺胞壁に分布して, ここでガス交換が行われる
坂井建雄, 岡田隆夫：系統看護学講座 解剖生理学 第10版. p118, 医学書院, 2018

（4）気道の役割

気道は空気の通り道であるばかりではなく，いろいろな役割を担っている。

1）加温作用：吸い込まれた空気は気道を通過する間に温められ，体温と同程度になる。これによって冷たい空気によって末梢の気道が刺激されることを防いでいる。

2）加湿作用：気道には粘液が分泌されており，その水分が蒸発することによって，吸い込まれた空気が加湿され，飽和水蒸気圧（37℃では47 mmHg）に達する。これにより末梢気道や肺胞が乾燥することを防いでいる。

3）防御機能：気道の入口である鼻腔内部には鼻毛が生えており，比較的大きな塵埃（じんあい）に対してフィルターの役割を果たしている。また鼻腔から気管支にかけて粘液が分泌されており，この粘液に塵埃や細菌，カビの胞子などが吸着される。さらに気道の粘膜上皮には線毛が生えていて（**図5-6**），これが粘液を咽頭方向へと送り咽頭から無意識のうちに嚥下

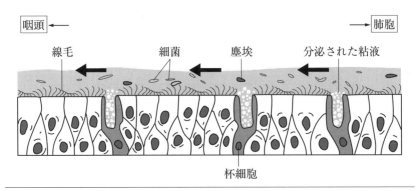

図5-6　気道粘膜と線毛による異物の除去

鼻腔や気道表面に達した細菌や塵埃などは，杯細胞から分泌される粘液にとらえられる。また，気道粘膜の細胞の線毛によって，粘膜とそれにとらえられた異物は咽頭に送られる

坂井建雄，岡田隆夫：系統看護学講座　解剖生理学　第10版. p122, 医学書院, 2018

されている。粘液には殺菌作用のあるリゾチーム（第14章参照）や抗体の一種であるIgAが含まれている。

4）嗅覚：鼻腔の天井部分は嗅粘膜となっており，吸い込まれた空気に含まれる揮発性物質を判別することができる。

3．胸郭と肺

　肺や心臓は胸腔と呼ばれる腔所に収まっている。胸腔は胸郭によって取り囲まれている（**図5-7**）。胸郭は脊柱と肋骨，胸骨で構成される骨性の枠組みからなり，骨と骨の間を肋間筋や横隔膜がつなぐことによって周囲から密閉された空間となっている。

　肺は胸膜（肺胸膜）によって包まれ，この胸膜は気管支や肺動静脈が肺に出入りする肺門の部分で折れ返り，壁側胸膜となって胸郭内面を覆う。つまり肺は肺胸膜と壁側胸膜によって二重に包まれている。肺胸膜と壁側胸膜との間には僅かな隙間があり胸膜腔と呼ばれる。胸膜腔内は大気圧よりも低い陰圧に保たれており，肺がつぶれてしまうのを防いでいる。また胸膜腔内には少量（約5mL）の漿液が入っており，呼吸運動に伴う肺胸膜と壁側胸膜との間の摩擦を低減している。この液体が炎症などによって増加したものが胸水であり，肺が圧迫されて息苦しさを感じたり，胸膜腔が急激に拡大することによって痛みを自覚する。

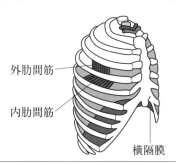

外肋間筋

内肋間筋

横隔膜

図5-7　**胸郭の構造**

4. 呼吸運動

　私たちは絶えず呼吸を行っているが，他の大部分の内臓諸機能とは異なり，呼吸運動は骨格筋によって行われる。つまり随意的に呼吸を止めたり，わざと速く呼吸をしたりすることが可能であり，これを利用して声を出して話をしたり，歌を歌うことができる。

　安静時の吸息は横隔膜と外肋間筋の収縮によって起こる。横隔膜が収縮すると横隔膜が下降し，胸腔が拡大することによって肺が膨らみ，気管を通ってその中に空気が吸い込まれる。外肋間筋が収縮すると胸郭が挙上し，これも胸郭を拡大させることになる。横隔膜の収縮によって生じる呼吸が腹式呼吸であり，外肋間筋による呼吸が胸式呼吸である。

　安静時の呼息には筋の収縮は関与しておらず，吸息筋が弛緩することで肺と胸郭が弾性収縮力によって元に戻ることで起こる。つまり，膨らませた風船が口の部分を押さえていた指を離すことによって自然にしぼむのと同じことである。

　走ったり，歌を歌うなど，呼吸が激しくなった時にはその他の筋も呼吸に関与するようになる。これらを補助呼吸筋と呼ぶ。吸息のために働く補助呼吸筋としては胸鎖乳突筋，肩甲挙筋，大胸筋などがあり，呼息のための補助呼吸筋には内肋間筋や腹直筋などの腹筋群が挙げられる。

5. 呼吸気量

　呼吸運動によって肺内に空気が出入りすることを換気といい，換気によって出入りする空気の量を呼吸気量という（**図 5-8**）。呼吸気量の大部分はスパイロメーターによって測定される。

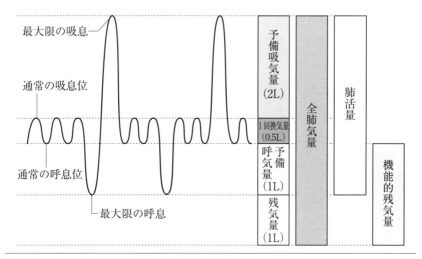

図 5-8 呼吸気量

全肺気量は，図のように分類される。各量の数値は成人における標準値の例であるが，体格や年齢，性別などによって異なる

坂井建雄，岡田隆夫：系統看護学講座 解剖生理学 第 10 版. p128, 医学書院, 2018

1）呼吸数：1 分間に行われる呼吸の回数であり，成人の安静時では 15 回/分前後である（臨床的には正常範囲は 14〜20 回/分）。

2）1 回換気量：安静呼吸において 1 回の吸息または呼息によって吸い込まれる，あるいは吐き出される空気の量であり，およそ 500 mL である。

3）予備呼気量と予備吸気量：それぞれ安静呼気位からさらに吐き出すことのできる，あるいは安静吸気位からさらに吸い込むことのできる空気の量であり，予備呼気量は 1 L 程度，予備吸気量は 2 L 程度であるが，個人差が著しい。

4）肺活量：最大吸気位から最大限の呼息を行った時に吐き出される空気の量である。つまり 1 回換気量＋予備呼気量＋予備吸気量に他ならな

い。個人差が大きいため，性，年齢，身長を考慮に入れた式からその人の予測肺活量を求め，実測値がその何％であるか（％肺活量）で表す。％肺活量は80％以上が正常とされる。

5）残気量：最大限の呼息を行っても，まだ肺の中には空気が残っており，これを残気量と呼ぶ。およそ1Lである。また，残気量と予備呼気量を合わせたものを機能的残気量という。

6）死腔：1回換気量500 mLのうち，鼻腔や気管，気管支に留まった空気は肺胞におけるガス交換には関与しない。このような無駄になる空気の量のことを死腔という。成人では約150 mLである。人工呼吸器を装着した場合などは死腔の増大に注意する必要がある。

7）1秒率：最大限の吸息位から最大限の速度で最大限の呼息を行う。この時，呼出される空気の量を努力肺活量という。そして呼息の開始から最初の1秒間でその時の努力肺活量の何％が呼出できたか（1秒量/努力肺活量）が1秒率である（**図5-9**）。70％以上が正常とされる。

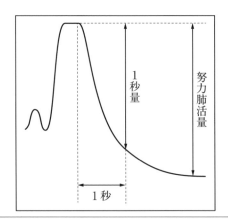

図5-9　1秒率
坂井建雄，岡田隆夫：系統看護学講座 解剖生理学 第10版. p130，医学書院，2018

表 5-1　ガス分圧（Torr）

	吸気	呼気	肺胞気	動脈血	静脈血
O_2	158.0	116	100	96	40
CO_2	0.3	32	40	40	46
N_2	596.0	565	573	573	573
水蒸気	5.7	47	47		
合計	760	760	760		

坂井建雄，岡田隆夫：系統看護学講座 解剖生理学 第10版. p132, 医学書院, 2018

6. 肺におけるガス交換

　表 5-1 に肺～血液におけるガス分圧を示す。なお，酸素分圧，二酸化炭素分圧はそれぞれ P_{O_2}，P_{CO_2} と標記され，特に動脈血中の分圧は Pa_{O_2}，Pa_{CO_2}（a は動脈 artery の a）と表される。肺胞に吸い込まれた空気中の O_2 は濃度（分圧）の高い肺胞気から濃度の低い血液中へと，きわめて薄い肺胞上皮細胞，肺毛細血管の内皮細胞を通過して拡散する。CO_2 は逆に，濃度の高い血液中から肺胞へと拡散により移動する（**図 5-10**）。血液中に溶け込んだ O_2 はその大部分が赤血球内に入り，ヘモグロビンに結合して運搬される。CO_2 は大部分が重炭酸イオン（HCO_3^-）となって運ばれる（**図 4-6**［p54］参照）。

7. 呼吸運動の調節

　前述のように呼吸運動は骨格筋によるため，意図的に運動を変化させることができるが，同時に睡眠時のように意識がなくなっていても呼吸を続けることができる。これは脳幹（**図 5-11**）に存在する呼吸中枢が周期的に興奮し，その興奮が運動神経である横隔神経を通して送られ，呼吸筋の収縮を引き起こすからである。

　一方，気管支や細気管支には伸展されると興奮する伸展受容器が存在

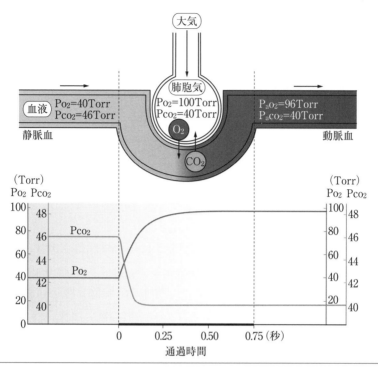

図 5-10　肺胞におけるガス交換に伴うガス分圧の変化

肺動脈からの静脈血の酸素分圧（P_{O_2}）は 40 Torr，二酸化炭素分圧（P_{CO_2}）は 46 Torr である。また，肺胞気の P_{O_2} は 100 Torr，P_{CO_2} は 40 Torr である。ガス交換の結果，動脈血の酸素分圧（$P_{a}O_2$）は 96 Torr に，二酸化炭素分圧（$P_{a}CO_2$）は 40 Torr となる。グラフから，O_2 よりも CO_2 の方が速く拡散することがわかる
坂井建雄，岡田隆夫：系統看護学講座 解剖生理学 第 10 版. p131，医学書院，2018

し，吸息によって気管支や細気管支が伸展されると中枢にインパルスを送り，吸息を終了させて呼息を引き起こす。この反射をヘーリング・ブロイエル反射という。また，大動脈弓の内側や内頸動脈と外頸動脈が分岐する部分にはそれぞれ大動脈小体，頸動脈小体と呼ばれる化学受容器が存在し $P_{a}O_2$ のレベルが低下すると興奮し，その情報を迷走神経，舌咽神経を介して中枢に送り，呼吸を促進させる。脳内にも化学受容器は

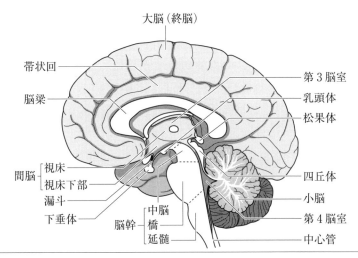

図 5-11　脳の正中断面
正中断面では，ふだん大脳と小脳に隠れている脳幹の構造を見ることができる
坂井建雄，岡田隆夫：系統看護学講座　解剖生理学　第 10 版．p398，医学書院，2018

存在し，こちらは $Paco_2$ の上昇に反応して呼吸を促進させる。

8．呼吸器系の病態生理

　換気が充分にできなくても，肺血流が充分になくても，また呼吸ガスの拡散が障害されても，O_2 の取り込みや CO_2 の呼出が障害される。また，さまざまな病態で呼吸のパターンに異常が出現する。

1）換気障害：肺胞への空気の出入りが障害される場合であり，肺胞の拡張が障害される拘束性換気障害と，気道の狭窄（きょうさく）による閉塞性換気障害に分類される。拘束性換気障害は肺活量の減少で特徴づけられ，肺線維症や重症筋無力症などでみられる。閉塞性換気障害は気管支喘息や慢性閉塞性肺疾患（COPD）などに際して出現し，1 秒率の低下が顕著である（**図 5-12**）。

2）換気血流比不均等：肺胞の換気は充分にできていても血流が少ない

と充分な O_2 を取り込み，CO_2 を充分に排出することはできない。逆に血流は充分にあったとしても肺胞換気が少なくても同様である（**図5-13**）。つまり換気と血流はちょうどよくバランスしている必要がある。このバランスがくずれた状態が換気血流比不均等であり，肺動脈血栓症

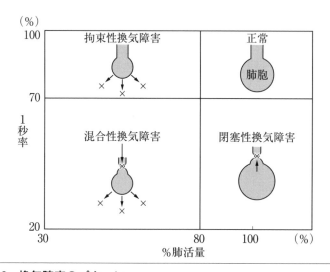

図 5-12　換気障害のパターン
坂井建雄，岡田隆夫：系統看護学講座 解剖生理学 第 10 版. p139, 医学書院, 2018

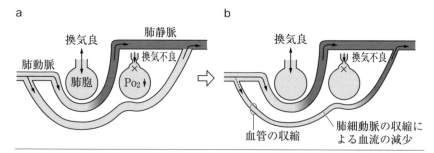

図 5-13　換気血流比不均等の調節 (a：換気血流比不均等, b：換気血流比均等)
a：換気が不良となり，血流との不均等が発生する。b：血流の減少により，均等性が回復する
坂井建雄，岡田隆夫：系統看護学講座 解剖生理学 第 10 版. p135, 医学書院, 2018

など肺動脈閉塞などの際にみられる。

3) 拡散障害：肺胞と肺毛細血管との間での呼吸ガスの拡散が障害される場合である。肺胞壁が肥厚（ひこう）する間質性肺炎や間質に液体が貯留する肺水腫などの際にみられる。

4) 右-左シャント：シャントとは短絡路のことであり，右心系の静脈血が酸素化されることなく，そのまま左心系の動脈血に混入してしまうことをいう（**図 5-14**）。肺血管腫などの際にみられる。

5) 呼吸パターンの異常（図 5-15）：無呼吸と漸増・漸減する呼吸が交互に現れるチェーン-ストークス呼吸は心不全末期など呼吸中枢の周期性が失われた際にみられる。クスマウル呼吸は深い割に速い呼吸であり，糖尿病末期など体液の pH が酸性に傾いた際（アシドーシス）にみられる呼吸で，pH の変化を最小にしようとする代償機序として出現する。睡眠時無呼吸症候群は大部分が舌根の沈下による気道の閉塞によって起こり，10 秒以上続く無呼吸状態が何度も出現する。これにより睡眠中の頻回の覚醒により日中の倦怠感や集中力の欠如が生じる。

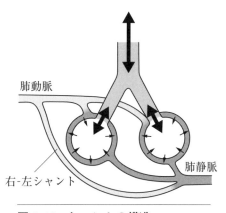

図 5-14　シャントの構造

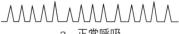

a　正常呼吸

無呼吸

b　チェーン-ストークス呼吸

c　クスマウル呼吸

図 5-15　病的呼吸の呼吸パターン
坂井建雄，岡田隆夫：系統看護学講座 解剖生理学 第 10 版. p138，医学書院，2018

6 心臓と血液の循環―1

坂井建雄，岡田隆夫

《目標＆ポイント》
心臓の構造と刺激伝導系，心電図，そして全身に血液を循環させる血管について解説する。
《キーワード》 心房，心室，刺激伝導系，冠状動脈，心電図，収縮期，拡張期

....

1．循環器の構成

　心臓から送り出された血液は，動脈→毛細血管→静脈という回路を通って，再び心臓に戻る。人体には２つの回路があり，体循環は全身に血液を送り，肺循環は肺に血液を送る。

　動脈から送られた血液のほとんどは静脈に入るが，液のごく一部は毛細血管から漏れ出して組織の間質にとどまり，細いリンパ管を通して回収され，次第に集まって太くなり，いくつものリンパ節を通り抜けて，最終的に太い静脈に注ぐ（**図6-1**）。

2．心臓の解剖学

（1）心臓の位置と外形

　心臓は，胸壁の胸骨と肋軟骨の後ろに位置し，握り拳ほどの大きさである。胸腔の中で，左右の肺に挟まれた縦隔という場所に位置する。心臓の形は，丸みを帯びた円錐形で，頂点にあたる心尖は左前下にあり，円錐の底にあたる心底は右後上にある。

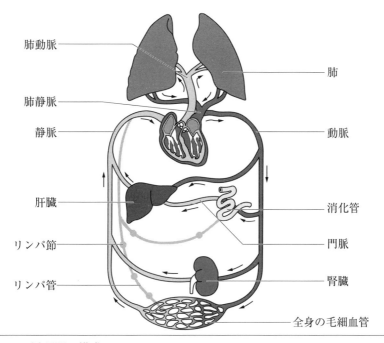

図 6-1　循環器の構成
坂井建雄，岡田隆夫：系統看護学講座 解剖生理学 第10版. p169，医学書院，2018

（2）心臓の4つの部屋と4つの弁

　心臓は，機能のうえでは右心と左心の2つのポンプに分かれ，それぞれが心房と心室からできている。心房と心室の間に房室弁，心室からの出口に動脈弁があり，血液の逆流を防いでいる。

$$\boxed{上・下大静脈} \rightarrow \boxed{右心房} ─〔右房室弁〕\rightarrow \boxed{右心室} ─〔肺動脈弁〕\rightarrow \boxed{肺動脈}$$

$$\boxed{肺静脈} \rightarrow \boxed{左心房} ─〔左房室弁〕\rightarrow \boxed{左心室} ─〔大動脈弁〕\rightarrow \boxed{大動脈}$$

　房室弁は弁の自由縁に腱索がいくつも付着し，乳頭筋につながれて，

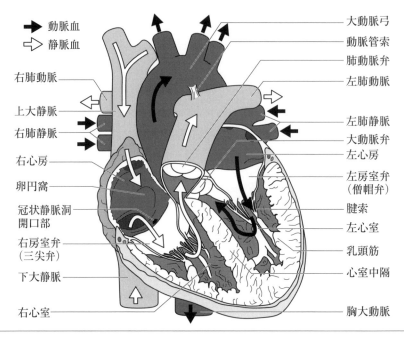

図 6-2　心臓の構造
坂井建雄, 岡田隆夫：系統看護学講座 解剖生理学 第 10 版. p171, 医学書院, 2018

反転を防いでいる。動脈弁はポケット状の半月弁が 3 枚組み合わさって逆流を防いでいる。右房室弁は三尖弁（さんせん）と呼ばれ, 左房室弁は僧帽弁（そうぼう）とも呼ばれる（**図 6-2**）。

（3）心臓の構造

　心臓は, 構造のうえでは心房と心室に分かれ, それぞれが中隔によって左右に仕切られている。心房と心室の間には筋線維の結合がほとんどなく, 容易に分離できる。心室の上面（心室基底面）には, 心室に出入りする 4 つの弁口がある。弁口を取り巻く線維輪とその間の 2 カ所の線

維三角は，線維性骨格を作り，心房と心室の心筋の付着部になっている（**図 6-3**）。

　右心室は心臓の前面に，左心室は左側面に位置する。右心室から出る肺動脈の後方に，左心室から出る大動脈がある。心室は心房よりも壁が厚く，また左心室の壁は右心室の壁の約 3 倍の厚さがある。心室の内面には，肉柱（にくちゅう）のほかに，タケノコ状の乳頭筋が突き出し，そこから出た腱索が房室弁をつなぎとめている。心室中隔は，大部分が肉厚で心筋からできている。

　右心房は心臓の右上部にあり，上・下大静脈（か）が流入する。左心房は後上部にあり，左右 2 本ずつの肺静脈を受け取る。内面はおおむね平滑だが，前方に突き出した心耳（しんじ）の内面に櫛状筋（しつじょうきん）が突き出している。心房中隔の右側面には，卵円窩（らんえんか）という浅い窪み（くぼ）（胎生期の卵円孔の痕跡）がある。

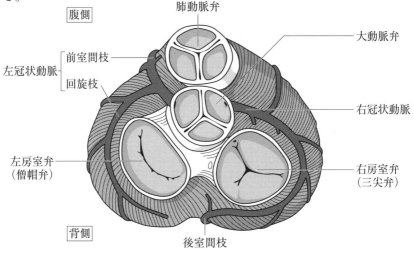

図 6-3　心房と大血管の基部を取り除いた心室の上面
坂井建雄，岡田隆夫：系統看護学講座 解剖生理学 第 10 版. p172, 医学書院, 2018

（4）心臓の壁

　心臓の壁は 3 層からなる。[1]心内膜は心臓の内腔に面する薄い膜で，内皮細胞と若干の結合組織からなる。[2]心筋層は心臓壁の主体をなす厚い層で，心筋組織からなる。[3]心外膜は心臓表面を覆う漿膜^{しょうまく}からなる。

　心臓は，心膜という二重層の袋で包まれる。袋の内面は漿膜に覆われ，内腔に少量の漿液を収めており，心拍動の際に，心臓と周囲との摩擦を減らして動きやすくする働きをもつ。

（5）刺激伝導系

　刺激伝導系は特殊な心筋線維からできていて，興奮を発生し伝導することで，心臓の自律的な拍動，心房と心室の収縮の時間差を作り出す。興奮は，洞房結節（右心房の上部）から心房筋を経て，房室結節（右心房下部）で少し遅れ，房室束（ヒス束：心室基底面の線維性骨格）を通って心室に入り，右脚と左脚（心室中隔の左右）に分かれ，さらにプルキンエ線維に到って心室筋に広がる。心房と心室の心筋の間は，房室束によってのみつながれている（**図 6-4**）。

（6）心臓に分布する血管と神経

　心臓に分布する血管は冠状動静脈と呼ばれる。冠状動脈には左と右の 2 本があり，ともに大動脈の根元で大動脈弁のすぐ上のところから出ている。左冠状動脈は速やかに分岐し 2 本になり，前室間枝は心室の前壁で右心室と左心室の間を下行^{か こう}し，回旋枝^{かいせん し}は左心房と左心室の間を通って後方に向かう。右冠状動脈は右心房と右心室の間を通って後方に向かい，心室の後部に血液を送る。心臓の後面で心房と心室の間に冠状静脈洞があり，心臓の静脈血の 70％ほどがここに集まって右心房に注ぐ。

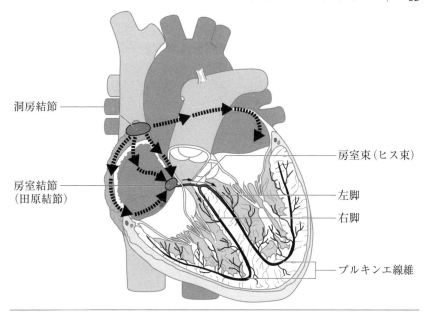

図6-4　刺激伝導系
坂井建雄，岡田隆夫：系統看護学講座 解剖生理学 第10版．p177，医学書院，2018

残りの30%ほどは細い静脈から心臓の内腔に直接注ぐ。

　心臓には，交感神経と迷走神経（副交感性）の枝が分布し，心拍数と心拍出量を調節している。交感神経は心拍数と心拍出量を増加させ，迷走神経は減少させる。

3．心臓の機能

　心臓の役割は言うまでもなく，静脈血を心房を介して受け入れ，それを心室から勢いよく拍出して全身を循環させることにある。心室が1回収縮することで拍出される血液量のことを1回心拍出量といい，安静時では約70 mL である。1分間に心臓が収縮する回数が心拍数であり，不整脈（脈の乱れ）がない限り，手首の橈骨動脈で測定される脈拍数と一

致する。心拍数は安静時には 70/分程度である。したがって 1 分間に拍出される血液量は 1 回心拍出量 × 心拍数で求められ，安静時では約 5 L/分であり，これを毎分心拍出量という。運動時には 1 回心拍出量，心拍数ともに増加し，毎分心拍出量は 20 L/分以上にまで増加する。

（1）心臓の興奮

　心筋は電気的興奮が引き金となって収縮する。心筋細胞どうしはギャップ結合（**図 6-5**）により相互に電気的に連絡しており，1 個の細胞が興奮すると，その興奮は次々に隣接する細胞を興奮させる。このた

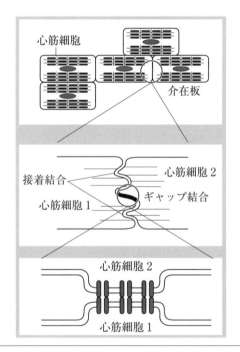

図 6-5　ギャップ結合
引用改変：Brown H, Kozlowski R（著），加藤貴雄（監訳）：心臓の生理と薬理.
p13，メディカル・サイエンス・インターナショナル，1998

め心房，心室はそれぞれが1個の単位（合胞体）であるかのように全体
として興奮する。ただし，前述のように心房と心室の間は電気的に興奮
しない結合組織で隔てられているため，心房の興奮はただ1カ所，房室
結節から房室束を通ってのみ心室に伝えられる。

　心臓の興奮は洞房結節から始まる。洞房結節の心筋細胞には安定した
静止電位がなく，Ca^{2+} が Ca^{2+} チャネルを通って漏れ入り，次第に脱分
極していく。この脱分極を前電位という。この脱分極が閾値に達すると
活動電位が発生する（**図6-6**）。このようにして洞房結節は周期的に興
奮し，この興奮が心房そして心室へと広がっていく。このため，洞房結
節はペースメーカーと呼ばれ，外部からの刺激がなくても周期的に興奮→
収縮する心臓の性質のことを心臓の自動性と呼ぶ。

　洞房結節に始まった興奮はギャップ結合を介して心房全体に広がり，
そのうちの房室結節に達した興奮が房室束，右脚・左脚からプルキンエ

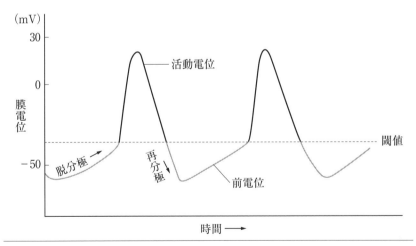

図6-6　洞房結節細胞の活動電位の発生
坂井建雄，岡田隆夫：系統看護学講座　解剖生理学　第10版．p176，医学書院，
2018

線維といった刺激伝導系を通って心室全体に広がっていく。心臓のこのような電気的興奮を皮膚に電極を付けて記録したものが心電図である。通常は四肢に電極を付けて記録する 6 導出（I，II，III，aV_R，aV_L，aV_F）と，胸に電極を付けて記録する 6 つの胸部導出（$V_{1\sim6}$），計 12 導出を行う（**図 6-7**）。典型的な心電図波形を**図 6-8** に，各波・部分の意味と特徴を**表 6-1** に示す。

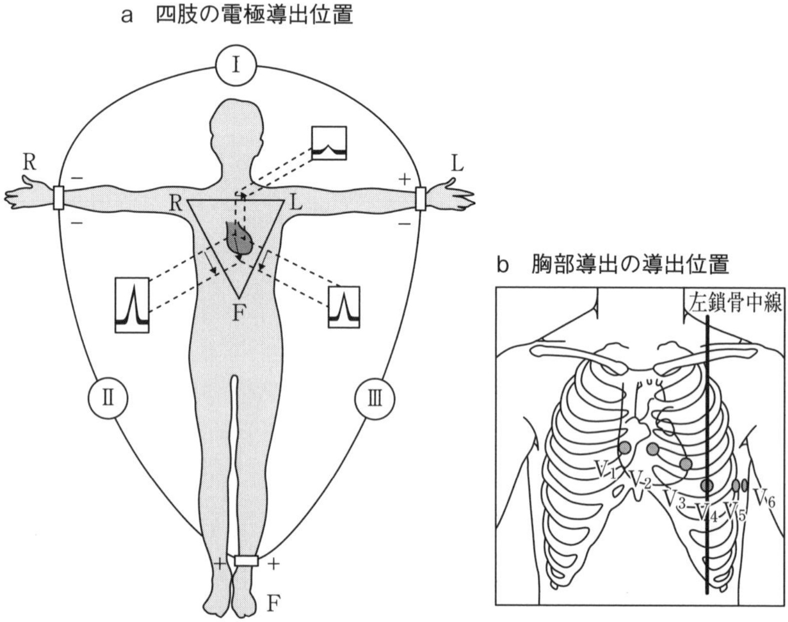

a　四肢の電極導出位置

b　胸部導出の導出位置

図 6-7　心電図の導出位置
引用：大地陸男：生理学テキスト　第 8 版．p273，文光堂，2017

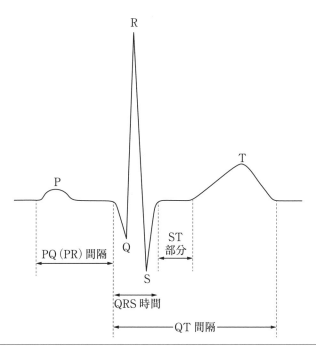

図6-8　典型的な心電図波形

表6-1　心電図の読み方

名称	電圧（mV）	持続時間（秒）	意味
P	0.25以下	0.06〜0.10	心房の興奮に対応
QRS	0.5〜1.5（〜5）まちまち	0.08〜0.10	心室全体に興奮が広がる時間
T	0.2以上まちまち	0.10〜0.25	心室の興奮からの回復に対応
PR（PQ）		0.12〜0.20	房室間興奮伝達時間
ST	基線上にあるのが原則	0.1〜0.15	心室全体が興奮している時期
QT		0.3〜0.45（心拍数が上昇すると減少）	心室興奮時間

坂井建雄，岡田隆夫：系統看護学講座　解剖生理学　第10版. p182, 医学書院, 2018

（2）心筋の収縮

　プルキンエ線維を通して心室に伝えられた興奮は心室筋を興奮させる。心室筋の活動電位は骨格筋や神経の活動電位（持続時間は1〜2ミリ秒）とは異なり，300ミリ秒程度持続する。これは0 mV付近でCa²⁺が流入して脱分極が長時間続くためである。心室筋活動電位のこの部分をプラトーと呼ぶ（**図6-9**）。プラトー相で流入したCa²⁺は細胞内のCa²⁺貯蔵場所である筋小胞体を刺激して，そこからさらに多量のCa²⁺を放出させる。この現象をCa²⁺誘発性Ca²⁺遊離と呼ぶ。このCa²⁺が収縮を引き起こす。

　骨格筋と比較した場合の心筋収縮の特徴を以下に列挙する（骨格筋の収縮については第11章参照）。[1]収縮の持続時間が長い。[2]不応期が長く，加重が起こらない。[3]心筋は引き伸ばせば引き伸ばすほど大きな張力を発生する（**図6-10a**）。この性質はフランク-スターリングの心臓の法則のもとになるので重要である。[4]細胞内に流入する，あるいは細胞内に貯蔵されるCa²⁺量を増加させると，同じ筋長であって

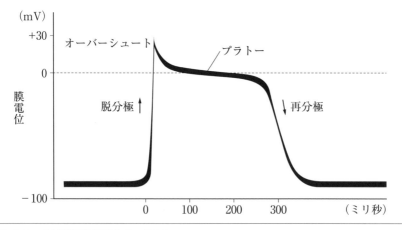

図6-9　心室筋活動電位とプラトー

も，より大きな張力を発生する（**図 6-10b**）。心筋のこの性質を収縮性
といい，心筋の張力発生を調節するメカニズムとして重要である。

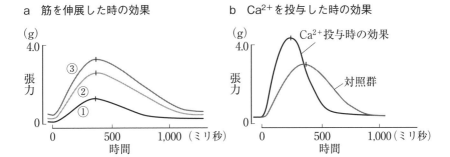

a　筋を伸展した時の効果　　　　b　Ca^{2+}を投与した時の効果

図 6-10　心筋の張力の特徴
①→②→③のように筋を伸展すると発生する張力が増大する。ただし，静止時
の張力も増加することに注意

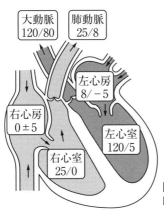

図中の数字は，収縮時内圧／拡張時
内圧を示す（単位：mmHg）

図 6-11　心臓の収縮期，拡張期の内圧
坂井建雄，岡田隆夫：系統看護学講座　解剖生理学　第 10 版．p190，医学書院，
2018

（3）心周期

　左右の心房，そして左右の心室はそれぞれほぼ同時に収縮する。一方，心房と心室は交互に収縮する。心臓及び大血管における収縮期，拡張期の内圧を**図 6-11** に示す。また，**図 6-12** に左心（左心房と左心室）

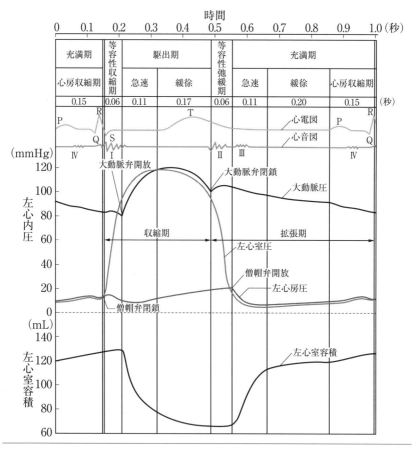

図 6-12　左心の1回収縮に生じる現象
坂井建雄，岡田隆夫：系統看護学講座 解剖生理学 第10版. p189, 医学書院，2018

が 1 回収縮する時に生じる現象を示す。

1）等容性収縮期：左心室の興奮，即ち心電図上の QRS 波の出現で心周期が始まる。興奮に引き続いて心室筋が収縮し，内圧が上昇，この圧に押されて僧帽弁が閉鎖する。この時に僧帽弁の閉鎖音，即ち心音の第 I 音が聴取される。この時点では左心室内圧は大動脈圧よりも低いため，大動脈弁も閉鎖している。つまり入口（僧帽弁）も出口（大動脈弁）も閉まった状態で，容積一定のまま左心室が収縮して中の血液を圧迫するため，内圧が急激に上昇する。

2）拍出期（駆出期）：心室筋の収縮によって上昇した心室内圧が大動脈圧を超えると圧差によって大動脈弁が開放する。これによって左心室内から大動脈へと血液が勢いよく拍出される。大動脈弁が開放することによって左心室内腔と大動脈が連続するため，左心室内圧の上昇とほぼ並行して大動脈圧も上昇する。一方，左心室内容積は血液が拍出されて出ていくために減少する。この間，左心房は弛緩してその中に血液が流入するため，内圧が徐々に上昇する。心電図上の T 波の出現とともに心室筋の興奮が終了し，心筋の収縮も減弱していくため，拍出が減り，内圧も低下していく。やがて心室内圧が大動脈圧よりも低くなった時点で圧差により大動脈弁が閉鎖し，拍出期が終了する。この時，大動脈弁の閉鎖音である第 II 音が聴取される。

3）等容性弛緩期：等容性収縮期の逆で，大動脈弁と僧帽弁が閉じた状態で，容積一定のまま心室筋が弛緩するため，内圧が急激に低下する。そして心室内圧が左心房内圧よりも低くなった時点で圧差により僧帽弁が開放する。

4）充満期：心室筋の弛緩により左心室は急激に拡張し，開いた僧帽弁を通して心房内の血液が左心室内に吸引される。これが急速充満期である。やがて心室の拡張が緩やかになるとともに，血液の充満も遅くなる

（緩徐充満期）。この時期に心電図上のP波が出現し，それに続いて左心房が収縮し，血液を左心室内にさらに充塡する。若年成人では心房収縮による左心室への血液充塡は，左心室に流入する血液の10〜20%を占めるに過ぎないが，高齢者では心室の拡張速度が遅くなるため，心房収縮の重要度が相対的に上昇し，充満血液の50%近くを占めるようになる。

（4）心機能の調節

心臓の収縮機能は心筋自体が持つ性質によって自動的に調節される。即ち，心臓に流入する血液量が増加すると，心室壁が伸展される。すると引き伸ばされた心筋はより大きな張力を発生して（**図 6-10a**），より多くの血液を拍出できるようになる。つまり増加した流入血液を，拍出量を増やすことによって自動的に処理することができる。これがフランク−スターリングの心臓の法則である。

心機能は前述の心臓に分布する自律神経とホルモンによっても調節される。交感神経は洞房結節細胞のCa^{2+}チャネルを開きやすくすることによって前電位の傾きを増大させることで心拍数を増加させ（正の変周期作用），副交感神経（迷走神経）は逆に傾きを減少させることで心拍数を減少させる（負の変周期作用；**図 6-13**）。

交感神経は心室筋においてもCa^{2+}チャネルの開口を促進する。これにより細胞内に流入するCa^{2+}が増加し，収縮性が上昇して（正の変力作用）より大きな圧を発生し（**図 6-10b**），より多くの血液を拍出することができるようになる。

副腎髄質から分泌されるホルモンであるアドレナリンも交感神経が興奮した場合と同様に，正の変周期作用と正の変力作用を発揮する。

a　交感神経刺激

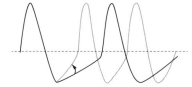

b　副交感神経刺激

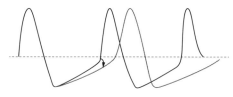

図6-13　刺激による心拍数の変化
岡田隆夫，長岡正範：標準理学療法学・作業療法学 専門基礎分野 生理学 第5
版．p105，医学書院，2018

（5）心臓の内分泌機能

　心臓からは心房性ナトリウム利尿ペプチド（ANP）及び脳性ナトリ
ウム利尿ペプチド（BNP）というホルモンが分泌され，腎臓の集合管
に働いて水と Na^+ の排泄を増加させる。つまり尿量を増加させる。

7 │ 心臓と血液の循環─2

岡田隆夫，坂井建雄

《目標＆ポイント》
心臓からの血液の拍出と血管の収縮による血圧の調節，そして血液と組織との間での物質交換のメカニズムを解説する。
《キーワード》 心周期，最高血圧と最低血圧，毛細血管

1．血管の構造

（1）動　脈

　動脈の壁は，3つの層からできている。第1の内膜は，内腔を覆う1層の内皮細胞と，その下の少量の結合組織からなる。中膜は最も厚く動脈壁の本体をなし，平滑筋細胞が集まり，また弾性線維がシート状に集まって弾性板を作っている。外膜は動脈壁を取り巻く疎性結合組織からなる。

　大動脈のような太い動脈は，弾性動脈と呼ばれ，壁の中に，弾性線維というゴムのように伸び縮みする線維が，何層ものシートを作り，その間に平滑筋細胞が挟まっている。弾性動脈は，心臓から押し出されてきた血液を収納して膨らみ，心室の拡張期に中の血液を圧迫して末梢へと流す役割を果たしている。これにより間欠的な心臓からの血液拍出が連続的な流れとなる。

　器官の中の細い動脈は，筋性動脈と呼ばれ，平滑筋細胞が豊富で弾性線維が乏しい。平滑筋細胞は，動脈を取り巻くように，円周方向または螺旋状に走り，動脈の太さを調節する。平滑筋細胞の緊張の強さによっ

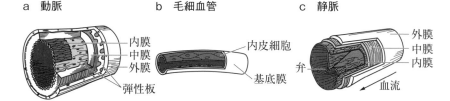

図 7-1　血管の構造
坂井建雄，岡田隆夫：系統看護学講座　解剖生理学　第 10 版．p194，医学書院，
2018

て，血流に対する抵抗や血流の分配を調節する（**図 7-1**）。

（2）毛細血管

　毛細血管は，枝分かれした動脈の細い枝と，静脈の細い枝との間をつないでいる。毛細血管の太さは 5～10 μm ほどで，赤血球が通り抜けることができる。毛細血管の壁は，扁平な内皮細胞とその基底膜でできており，平滑筋を持たない。この薄い壁を通して，血液と組織との間で物質の交換が行われる（後述）。腎臓や腸・内分泌腺などの毛細血管では，内皮細胞に多数の窓があり，物質の透過性が高い。

（3）静　脈

　静脈の壁は，動脈と同様に 3 層構造を持つが，壁が薄いので血液が透けて青くみえる。内圧が高くなると壁が引き伸ばされて容量を増やす。
　直径 1 mm 以上の四肢の静脈には弁が備わっていて，血液を心臓に向かってのみ流す。四肢の筋が収縮すると静脈を圧迫し，弁と弁に挟まれた一区間の血液を心臓に向かって送り出す。また息を吸う時には，胸腔の内圧が下がり，腹腔の内圧が上がり，そのため，下大静脈の血液は心臓に向かって押しやられる。これら筋ポンプや呼吸ポンプの作用は，血液の静脈還流を助けている。

2. 血　圧

　血液は心室から拍出されると，大動脈→動脈→細動脈→毛細血管→細静脈→静脈→大静脈の順に流れる。この間の血圧，血液容量，総断面積を**図 7-2** に示す。ここで血圧とは血管の中の血液が示す圧力であり，場所により毛細血管血圧や静脈血圧もあるが，通常，ただ血圧といった場合は動脈血圧のことを指す。血圧は高すぎても動脈壁の肥厚と脆弱化を招き，血管の破綻から脳出血などの致命的障害を招くが，ある程度の高

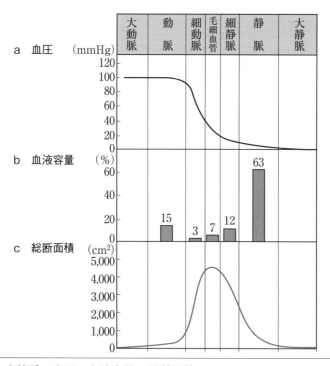

図 7-2　血管系の血圧・血液容量・総断面積
坂井建雄，岡田隆夫：系統看護学講座 解剖生理学 第 10 版. p211，医学書院，2018

さは必要である。その理由として，全身の血管の抵抗に打ち勝って右心房まで血流を維持するためには最初に高い圧をかけておく必要があるほか，心臓よりも高い位置にある脳に重力に逆らって血液を送らなくてはならない，腎臓において血液を濾過して尿を作らなくてはならない，などが挙げられる。

（1）最高血圧/最低血圧，脈圧，平均血圧

　心室からの血液拍出によって動脈内の血圧は上昇する。圧が最も高くなった時点での血圧を最高血圧（収縮期血圧）といい，若年健康成人では 120 mmHg 程度である。心室からの血液拍出が終わると圧は低下するが，大動脈の弾性によって最も下がった時点でも 80 mmHg 程度に維持される。これが最低血圧（拡張期血圧）である。そして最高血圧と最低血圧の差（この場合は 120−80＝40 mmHg）が脈圧と呼ばれる（**図7-3**）。血圧は 120/80 mmHg のように記載されるが，平均血圧を求める場合もある。大動脈では最低血圧に脈圧の 1/2 を加えて求められるが，上腕動脈のような末梢動脈では脈波の形が**図 7-4** のように急峻になってくるため，最低血圧に脈圧の 1/3 を加えたものを平均血圧とする。

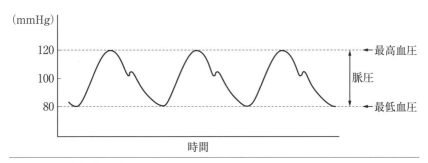

図 7-3　正常な血圧波形
坂井建雄，岡田隆夫：系統看護学講座 解剖生理学 第 10 版. p207，医学書院，2018

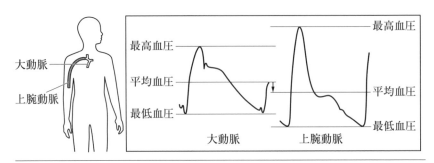

図 7-4　部位による血圧波形の違い

（2）血圧の測定

　血圧の測定法には直接法と間接法がある。直接法は動脈内にカテーテル（細いチューブ）を挿入して血圧を測定する方法であり，心拍動1拍1拍の血圧変動を記録することができ，かつ最も正確である。しかし，動脈を切開してカテーテルを挿入しなくてはならないため，心臓の検査や手術の際にのみ使用される。日常の血圧測定には侵襲性の低い（身体を傷つけない）間接法が用いられる。間接法は上腕に圧迫帯（マンシェット）を巻き，空気を送り込んで上腕動脈を閉塞させた後，空気を抜いていきながら血管音を聴取し，血流の回復を調べる方法である（**図7-5**）。血管音が聞こえ始めた時の圧が最高血圧，聞こえなくなった時の圧が最低血圧である。間接法はきわめて簡便な方法であるが，血圧は運動，不安，室温などさまざまな要因によって容易に変動するため，測定に際しては充分な注意が必要である。

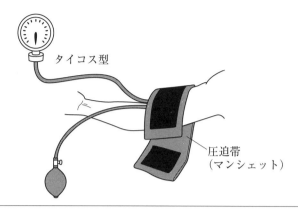

タイコス型

圧迫帯
（マンシェット）

図 7-5　血圧の測定方法

（3）血圧と血流の調節

　血圧は血流量が増加すると上昇する。また，血管が収縮して血流に対する抵抗が上昇した場合も血圧は上昇する。つまり，

$$血圧 ＝ 心拍出量 × 総末梢抵抗$$

の関係が成立する。なお，総末梢抵抗とは全身の血管の抵抗という意味である。

　心拍出量は運動時など，交感神経活動が亢進することで，心臓の働きが促進されると増加する。また静脈には多くの貯血槽があり血液容量が大きく（**図 7-2**），容量血管とも呼ばれる。この静脈が収縮すると，溜まっていた血液が循環し始めるために循環血液量が増加し，結果として血圧が上昇する。

　血管抵抗は交感神経とホルモンなどの液性因子によって調節される。血管は交感神経の単独支配であり，交感神経からの刺激が増えれば血管平滑筋が収縮して血管抵抗が上昇し，刺激が減れば拡張して抵抗が減少する。血管収縮に影響を与える液性因子（化学物質）を**表 7-1** に示す。

表7-1　血管収縮に影響を与えるおもな液性因子（化学物質）

血管収縮物質	
物質名	由　来
カテコールアミン（α作用）	交感神経終末・副腎髄質
アンジオテンシン	腎臓由来のレニンによる産生
トロンボキサンA_2	血小板
エンドセリン	血管内皮細胞

血管拡張物質	
物質名	由　来
カテコールアミン（β作用）	副腎髄質
一酸化窒素（NO）	血管内皮細胞
プロスタサイクリン	血管内皮細胞
ヒスタミン	肥満細胞

3．微小循環と物質交換

　細動脈の終末部から多数の毛細血管が網目状に分枝し，これらの毛細血管は細静脈の起始部へと合流する（**図7-6**）。この細動脈終末部から毛細血管，さらに細静脈起始部までを微小循環領域と呼び，この領域において組織との間で物質交換が行われる。即ち，酸素やグルコースなどの栄養素は血液から組織の細胞へと移行し，逆に組織での代謝の結果として生じた二酸化炭素や代謝産物は組織から毛細血管内へと移行する。

　物質交換が行われるメカニズムは拡散（第2章参照）と濾過である。呼吸ガス（酸素と二酸化炭素）の移動は濃度勾配に従う拡散による。呼吸ガスは水溶性であると同時に脂溶性でもあるため，脂質からなる血管内皮細胞の細胞膜を貫通して移動することができる。このため酸素は濃度の高い毛細血管内の血液から，消費されて濃度が低くなっている組織細胞へと拡散していく。二酸化炭素は組織細胞での代謝の結果として生

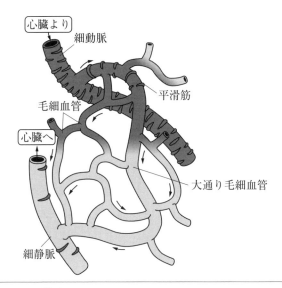

図7-6　微小循環の構造

じるので，組織細胞側の方が濃度が高く，組織から毛細血管内へと拡散して移動する。

　水には溶けるが油には溶けない栄養素や老廃物の移動はもう少し複雑である。血漿中に溶解していた栄養素は，血漿ごと血管内皮細胞どうしの隙間，あるいは血管内皮細胞壁に開いている窓を通して毛細血管の外，間質液中へと濾過される。間質液中に出た栄養素は，消費されてしまって濃度が低くなっている組織細胞へと拡散する。老廃物は代謝の結果として高濃度に存在する組織細胞から間質液へと拡散し，そしてこの間質液は毛細血管内へと再吸収される。

　濾過が起こるか，再吸収が起こるかは毛細血管血圧と膠質浸透圧によって決まる。毛細血管の血圧は血漿成分を血管外に押し出す力を発揮

し，濾過を生じる。間質液を血管内に吸い込む力を発揮するのは血漿膠質浸透圧である。血漿膠質浸透圧とは，血漿タンパクによって生じる浸透圧（第2章参照）である。毛細血管壁は水を通すが，水に溶けている各種イオンやグルコースなども容易に通すことができる。したがって，これらの物質にとっては血管壁は半透膜ではない。しかしタンパク質は分子が大きいため，血管内皮細胞間の隙間や窓を通過することができない。つまりタンパク質にとっては血管壁は半透膜であり，タンパク濃度の低い間質液から濃度の高い毛細血管内へと水を吸い込む力を生じる。

　毛細血管の動脈寄りでは血圧の方が膠質浸透圧よりも高いため，濾過を生じる。しかし静脈寄りでは血圧が低下し（**図7-2a**），膠質浸透圧の方が高くなるため，再吸収を生じる。つまり体液の局所的な循環を生じ

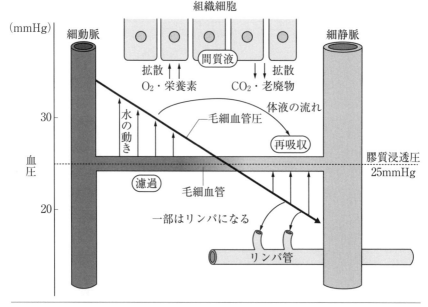

図7-7　体液の局所的循環の構造
坂井建雄，岡田隆夫：系統看護学講座　解剖生理学　第10版．p222，医学書院，2018

ていることになる（**図 7-7**）。濾過された血漿成分の一部は毛細リンパ管に流入してリンパとなる。

4．大動脈と大静脈

（1）大動脈とそのおもな枝

　大動脈は，左心室から出て上 行（上行大動脈）し，左後方にアーチを作りながら向きを変え（大動脈弓），胸部を下行し（胸大動脈），横隔膜を貫いて腹腔の後壁を下行する（腹大動脈）。大動脈のそれぞれの部位からは，いくつかの枝が出ている（**図 7-8**）。

　上行大動脈では，大動脈弁のすぐ上から右・左冠状動脈が分かれて心臓に分布する。

　大動脈弓からは 3 本の太い枝が出る。第 1 の腕頭動脈はただちに 2 本に分かれて右鎖骨下動脈と右総頸動脈になる。第 2 は左総頸動脈，第 3 は左鎖骨下動脈である。総頸動脈は頭部に向かって上行し，舌骨の高さで 2 本に分かれ，外頸動脈は顔面に分布し，内頸動脈は脳に分布する。鎖骨下動脈は上肢に血液を送る主要な動脈である。

　胸大動脈からは胸壁に向かう動脈（肋間動脈）と胸部内臓に向かう動脈（気管支動脈，食道動脈）が分かれる。

　腹大動脈からは腹部内臓に向かう多数の枝が分かれる。前方に出て消化器に向かう 3 本（腹腔動脈，上・下腸間膜動脈），左右に出て腎臓に向かう 1 対（腎動脈）と生殖器に向かう 1 対（精巣/卵巣動脈）がある。腹壁に向かうもの（腰動脈），横隔膜に向かうもの（下横隔動脈）などがある。

　腹大動脈は骨盤の上縁あたりで分岐して左右の総 腸 骨動脈になり，ただちに外・内腸骨動脈に分かれる。外腸骨動脈は大腿に入って下肢に血液を送り，内腸骨動脈は骨盤の壁と内臓に血液を送る。

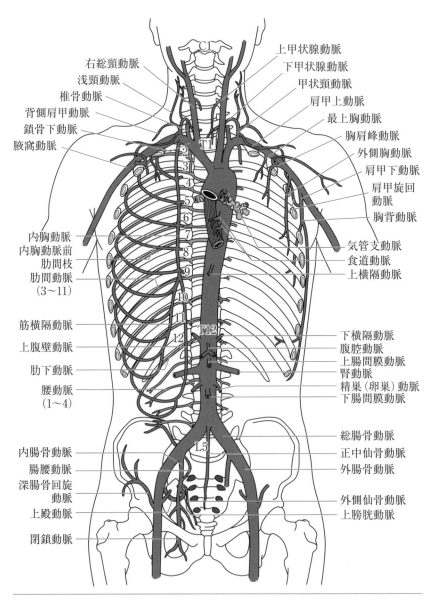

右総頸動脈
浅頸動脈
椎骨動脈
背側肩甲動脈
鎖骨下動脈
腋窩動脈

上甲状腺動脈
下甲状腺動脈
甲状頸動脈
肩甲上動脈
最上胸動脈
胸肩峰動脈
外側胸動脈
肩甲下動脈
肩甲旋回動脈
胸背動脈

内胸動脈
内胸動脈前
肋間枝
肋間動脈
(3〜11)

気管支動脈
食道動脈
上横隔動脈

筋横隔動脈
上腹壁動脈
肋下動脈
腰動脈
(1〜4)

下横隔動脈
腹腔動脈
上腸間膜動脈
腎動脈
精巣(卵巣)動脈
下腸間膜動脈

内腸骨動脈
腸腰動脈
深腸骨回旋動脈
上殿動脈
閉鎖動脈

総腸骨動脈
正中仙骨動脈
外腸骨動脈
外側仙骨動脈
上膀胱動脈

図 7-8　人体のおもな動脈

（2）上・下大静脈とそのおもな枝

　上半身と下半身の血液は，それぞれ上・下の大静脈に集まり，別々に右心房に注ぐ。上大静脈は，左右の腕頭静脈の合流によってできるが，腕頭静脈は，頭部からの内頸静脈と上肢からの鎖骨下静脈が合流してできる。上大静脈にはこの他に，肋間静脈や食道の静脈を集めて胸椎の右側に沿って上行する奇静脈も注ぐ。奇静脈には，左側からの半奇静脈が注ぐ（**図7-9**）。

　下大静脈は，第5腰椎の前で左右の総腸骨静脈が合流してでき，腹大動脈の右側を上行する。途中で，腹壁からの腰静脈や左右の腎静脈などが注ぐ。肝臓の後部を通るところで，3本の肝静脈を受け，横隔膜を貫いてすぐに右心房に流入する。

5．心臓の循環

　心臓に分布する血管を冠状動静脈という。冠状動脈は，左と右の2本があり，大動脈弁のすぐ上で大動脈から分かれ出る。左冠状動脈は，ただちに2本に分かれ，前室間枝（心室の前壁を下行）と，回旋枝（左心房と左心室の間を後方へ）になる。右冠状動脈は，右心房と右心室の間を巡り，心室の後部に血液を送る。心臓壁の静脈の太いものは，冠状静脈洞に集まって右心房に注ぐ。静脈血の30%ほどは，細い静脈から直接に心臓の内腔に開く。安静時の冠血流量は心拍出量の5%程度であるが，冠血流量は心臓の仕事量の増加に比例して増加する。

　すべての臓器・組織の血流は，血液が拍出される心室収縮期に最大となる。しかし，左冠動脈は左心室の厚い筋層の中を走るため，心室収縮期には押しつぶされて閉塞し，血流は途絶する。左冠状動脈の血流が最大となるのは心室拡張期である。

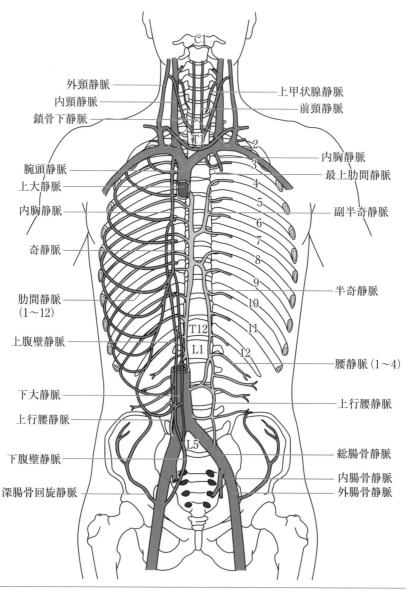

図 7-9　人体のおもな静脈

外頸静脈
内頸静脈
鎖骨下静脈
腕頭静脈
上大静脈
内胸静脈
奇静脈
肋間静脈
（1〜12）
上腹壁静脈
下大静脈
上行腰静脈
下腹壁静脈
深腸骨回旋静脈

上甲状腺静脈
前頸静脈
内胸静脈
最上肋間静脈
副半奇静脈
半奇静脈
腰静脈（1〜4）
上行腰静脈
総腸骨静脈
内腸骨静脈
外腸骨静脈

6. 脳の循環

　脳には 2 組の動脈（内頸動脈，椎骨動脈）から血液が送られる。この 4 本の動脈は，脳の下面でたがいに吻合して，大脳動脈輪（ウィリス動脈輪）を作っている。脳に送られる血液は，安静時で心拍出量の 15% ほどである。

　脳からの血液は，脳の表面に向かう静脈を経て，硬膜静脈洞に注ぐ。硬膜静脈洞は，脳硬膜に挟まれて頭蓋腔の内面を走り，頭蓋内腔の底面の S 状静脈洞を経て，頸静脈孔を通って太い内頸静脈となり，頭蓋腔を出る。内頸静脈は，顔面の静脈などをも集め，総頸動脈に沿って頸の両側で深層を下る（**図 7-10，11**）。

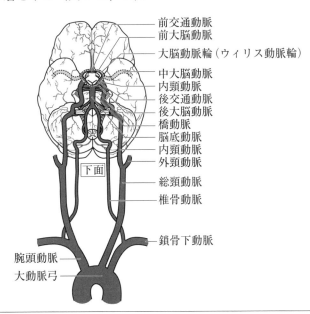

前交通動脈
前大脳動脈
大脳動脈輪（ウィリス動脈輪）
中大脳動脈
内頸動脈
後交通動脈
後大脳動脈
橋動脈
脳底動脈
内頸動脈
外頸動脈
総頸動脈
椎骨動脈
鎖骨下動脈
腕頭動脈
大動脈弓
下面

図 7-10　脳の動脈
坂井建雄，岡田隆夫：系統看護学講座 解剖生理学 第 10 版. p199，医学書院，2018

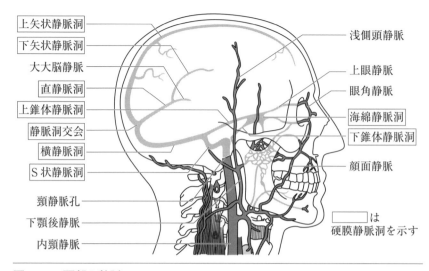

図 7-11　頭部の静脈
坂井建雄，岡田隆夫：系統看護学講座 解剖生理学 第 10 版. p204，医学書院，2018

　脳は精密機械のようなものであり，神経細胞周囲の環境は特に一定になるように調節されている。例えば全身の血圧が大きく変動しても，脳血流は自動調節機序により一定に保たれる。また脳血管の内皮細胞どうしはタイト結合により密着しているため，呼吸ガス以外の物質の透過はきわめて遅い。これを血液脳関門という。必要なものが必要な量だけ輸送される。

7. 肺の循環

　右心室から出た肺動脈幹は，心膜を出てただちに左右の肺動脈に分かれる。左右の肺動脈は，それぞれの肺門から肺に入る。肺動脈の枝は，肺の中でおもに気管支の枝とともに分岐し，肺葉・肺区域の中心部を通る。胸大動脈から分かれた気管支動脈は，気管支周辺の肺組織を栄養する。気管支動脈の血流量は肺動脈の 1%ほどである。

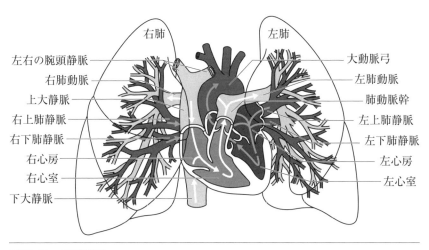

図 7-12　肺動静脈
引用：坂井建雄，河原克雅（総編集）：カラー図解　人体の正常構造と機能　改訂
第 4 版　全 10 巻縮刷版．p50，日本医事新報社，2021

　肺静脈は肺区域の辺縁部を通り，肺門では上下 2 本の肺静脈となる。
左心房には左右併せて 4 本の肺静脈が流入する（**図 7-12**）。

　右心の拍出量は左心のそれに等しいが，肺循環では血流抵抗が低いた
め，右心の発生圧は左心のそれの約 1/5 である。肺循環の特徴は肺胞の
酸素分圧が低下すると細動脈が収縮する点である。これは低酸素性血管
収縮と呼ばれ，換気の悪い肺胞への血流を減らし，その分を換気のよい
肺胞へと振り分けようとする反応である。ただし，高地などで吸い込む
空気自体の酸素分圧が低下すると，肺全体で血管収縮を生じ，肺高血圧
の状態となる。

8．腹部消化器の循環

　腹部の消化器への動脈は 3 本あり，いずれも無対性で大動脈の前面か
ら出る。1 本目の腹腔動脈は，最も太く，胃と十二指腸の上半分，さら

に肝臓と脾臓，及び膵臓の一部に血液を送る。2本目の上腸間膜動脈は，十二指腸の下半分より下の小腸と，横行結腸左1/3あたりまでの大腸，さらに膵臓の一部に血液を送る。3本目の下腸間膜動脈は，横行結腸左1/3より下から直腸上部までの大腸に血液を送る。直腸下部には，内腸骨動脈の枝から血液が送られる。腹部消化器（脾臓を含む）に送られる血液量は，安静時で心拍出量の28%ほどである。

門脈は，腹部の消化管と付属器官，及び脾臓からの血液をすべて集めて肝臓に運ぶ静脈である。脾静脈及び上・下腸間膜静脈が合流して膵臓の後方で門脈となり，肝動脈とともに肝門から肝臓に入る。肝臓内で枝分かれして，肝小葉内の類洞に注ぐ。肝小葉の血液は中心静脈に注ぎ，そこから肝静脈に集まり，下大静脈に注ぐ。

肝臓は肝動脈と門脈の2系統から血流を受けるが，血流量は門脈が3/4，肝動脈が1/4の割合である。門脈は静脈であるため，圧は約8mmHgと低いが，肝内の血流抵抗は正常ではきわめて低いため，毎分1.2～1.5Lの大量の血液を流すことができる。門脈の役割は腸管で吸収された栄養素を肝臓に運ぶことであり，肝臓において合成（グルコースからグリコーゲン合成，アミノ酸からタンパク質合成など），解毒が行われる。

門脈の末梢枝は，何カ所かで大静脈の枝と吻合している。[1]食道の下部で奇静脈と，[2]直腸下部で内腸骨静脈と，[3]臍傍静脈を介して腹壁皮下の静脈と吻合する。肝硬変や腫瘍のため肝臓内で血液の通過障害が起こると，これらの吻合が側副路となって血液を通す。この時，門脈圧が上昇し，食道に静脈瘤ができたり，腹壁の皮静脈や肛門の静脈が怒張したりする（**図7-13**）。

a 動脈

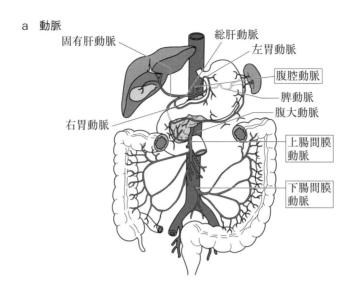

b 静脈

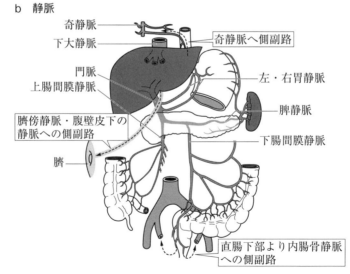

図7-13 腹部消化器の血管（a：動脈，b：静脈）

8 | 尿の生成と体液の調節

坂井建雄

《目標＆ポイント》
泌尿器の構造と腎臓における尿の生成メカニズム，脱水と酸塩基平衡の異常と電解質異常について解説する。
《キーワード》 腎小体，尿細管，集合管，濾過と再吸収，蓄尿反射と排尿反射

....

　泌尿器系は，尿を作り出す腎臓と，尿を運び出す排尿路（尿管，膀胱，尿道）からできている。腎臓は尿の量と成分を変えることによって体液の水分量と塩分濃度を一定に保つ働き（ホメオスタシス）をしており，また尿素など不要な物質を体外に排出する働きも担っている。

1. 腎臓の肉眼的構造

　腎臓は，背中の左右で肋骨に半ば隠れる位置にあり，重さ130 gほどである。形はソラマメ形で，脊柱に向いたやや窪んだ部分（腎門）を通って血管や尿管が腎臓に出入りする。腎門の奥は，腎洞と呼ばれる空洞で，腎動脈と腎静脈の枝や，腎盂（腎盤）とその枝にあたる腎杯が収まっている。腎臓の表面は丈夫な被膜に包まれている。

　腎臓の実質は，被膜に近い側を占める皮質と，腎洞に突出する髄質とに区別される。髄質は十数個に分かれてそれぞれ円錐形をしており，その先端は腎洞に突き出して腎乳頭と呼ばれ，それぞれ腎杯が被さっている。腎臓の皮質と髄質で作られた尿は，乳頭の先端から腎杯に流れ出し，腎盂に集められ，尿管を通って出ていく（**図8-1**）。

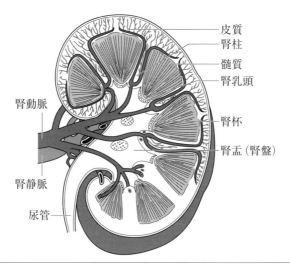

図 8-1　腎臓の断面
坂井建雄，岡田隆夫：系統看護学講座 解剖生理学 第 10 版．p234，医学書院，2018

2．腎臓の組織構造

（1）皮質と髄質

　腎臓の皮質と髄質の組織には，血液から尿を濾過する糸球体と，尿を流す細長い尿細管が収まっている。尿細管は，構造と機能の異なるいくつもの分節に分かれている。尿は，糸球体と尿細管の協力により作られる。

　皮質には，糸球体と尿細管の中でも迂曲する部分が集まり，髄質には直走する尿細管が集まっている。皮質と髄質の境界部から皮質側に向かって直走する尿細管の集団が，ところどころ放射状に伸び出している（髄放線）。皮質と髄質の境界にある太い弓状動静脈からは，皮質側に向かって動静脈の枝が放射状に伸び出す（**図 8-2**）。

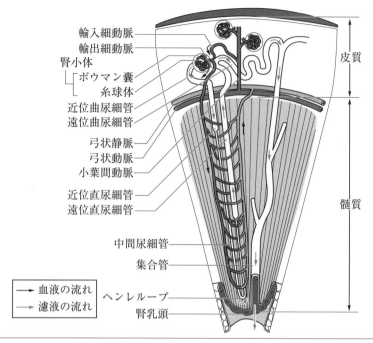

図 8-2 腎臓の組織構造
坂井建雄, 岡田隆夫：系統看護学講座 解剖生理学 第 10 版. p235, 医学書院, 2018

（2）糸球体

　糸球体は毛細血管の糸玉で，ボウマン囊（のう）という袋に包まれており，その全体は腎小体と呼ばれる。直径約 0.2 mm，両側の腎で約 200 万個ある。腎小体の一極には輸入・輸出細動脈が出入りし（血管極），もう一方の極は尿細管に移行する（尿細管極）。

　糸球体の本体は，毛細血管と特殊な結合組織（メサンギウム）からできている。両者を合わせた表面を，糸球体基底膜と足細胞が覆っている。毛細血管は外周のごく一部でメサンギウムに接し，残りの大部分は糸球体基底膜と足細胞を隔てて，ボウマン腔（くう）に面している。この毛細血

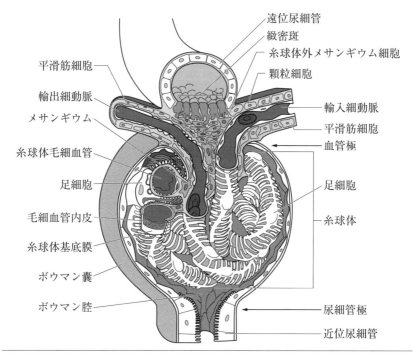

平滑筋細胞
輸出細動脈
メサンギウム
糸球体毛細血管
足細胞
毛細血管内皮
糸球体基底膜
ボウマン嚢
ボウマン腔

遠位尿細管
緻密斑
糸球体外メサンギウム細胞
顆粒細胞

輸入細動脈
平滑筋細胞
血管極
足細胞
糸球体

尿細管極
近位尿細管

図 8-3　糸球体の構造
坂井建雄，岡田隆夫：系統看護学講座 解剖生理学 第 10 版．p237，医学書院，
2018

管内皮・糸球体基底膜・足細胞からなる薄いシートが，糸球体の濾過障
壁の本体である（**図 8-3**）。

（3）尿細管

　尿細管は腎組織の中を走る長い管で，尿を流すとともに，その成分を
再吸収して血液に回収する。上皮の性質と走行により，いくつもの分節
に区分されている。[1]近位尿細管は，糸球体に続いて皮質内を迂曲し
（近位曲尿細管），髄質内に一部侵入して，ヘンレループの始まりの部分

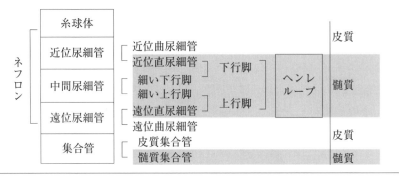

図 8-4　尿細管の走行と分節

（近位直尿細管）を作る。[2] ヘンレループは髄質内を下行・Uターン・
上行する部分で，下部は細い中間尿細管からできている。下行脚の上
部は近位直尿細管，上行脚の上部は遠位直尿細管からなる。[3] 遠位尿
細管は，髄質内をまっすぐ上行し（遠位直尿細管），皮質内で再び迂曲
する（遠位曲尿細管）。糸球体からここまでの尿細管を併せてネフロン
と呼び，枝分かれがなく一本道である。[4] 集合管は枝分かれをする尿
細管で，複数のネフロンを集める。皮質と髄質を貫いて，乳頭の先端に
開口する。

　以上の走行と分節をまとめると，**図 8-4** のようになる。

（4）腎臓の血管

　腎臓の血管系では，血液が毛細血管を 2 回通過する。第 1 の毛細血管
は糸球体にあり，血圧を利用して濾過を行う。第 2 の毛細血管は尿細管
周囲にあり，尿から再吸収された成分を運び去る役目をする。

　腎門から入った腎動脈は，腎洞で分かれて腎組織に進入し，皮質と髄
質の境を横に走り（弓状動脈），分かれて被膜に向かって上行し（小葉
間動脈），さらに分かれて枝（輸入細動脈）が糸球体に入る。輸出細動
脈は，尿細管周囲の毛細血管に血液を送り出す。

3．腎臓での尿の生成

　腎臓では 2 段階で尿が生成される。第 1 段階は糸球体濾過で，160 L/日ほどの尿が血液から濾過される。第 2 段階は尿細管再吸収で，濾過された尿の 99％を再吸収して血液に戻し，最終的に 1.5 L/日ほどの尿が作られる。尿細管での再吸収を調節することで尿の量と成分は大幅に変化し，これにより身体に刻々と出入りする水と塩分に合わせて体液の量と成分を一定に保っている。尿細管の機能は，第 1 に近位尿細管，第 2に髄質（尿の濃縮），第 3 に遠位尿細管〜集合管（成分の調節）に分けるとわかりやすい。

（1）糸球体濾過

　糸球体での濾過では，血漿成分がボウマン腔に濾過される。その原動力は糸球体毛細血管圧（約 50 mmHg）とボウマン腔圧（約 15mmHg）の圧差（約 35 mmHg）であるが，血漿タンパクの濃度差によって水をボウマン腔から血管に吸い込もうとする力（膠質浸透圧，約25 mmHg）が働くために，実際の濾過力はさらに小さくなる。全身の動脈圧が変化しても，腎臓内の動脈は収縮状態を調節して糸球体血圧をほぼ一定に保つことができるが，平均血圧が 60 mmHg 以下に下がると糸球体血圧を維持できなくなり，尿が作れなくなる（**図 8-5**）。

　糸球体の濾過のフィルターは 3 層からできている（血管内皮細胞，糸球体基底膜，足細胞）。フィルターは血漿の成分のうちで，水，各種電解質，及び小さな分子を透過するが，そこには尿素などの不要な物質だけでなく，ブドウ糖やアミノ酸などの有用な物質も含まれる。一方，血漿中のタンパク質は分子のサイズが大きくまた陰性荷電を持つために，アルブミン（分子量 66,000）や γ グロブリン（分子量 156,000）など

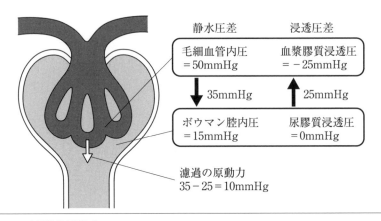

図 8-5　濾過の原動力

表 8-1　物質の大きさと糸球体での透過性

物　質	分子量	透過性
水	18	100%
尿素	60	100%
グルコース	180	100%
スクロース	342	100%
イヌリン	5,500	98%
ミオグロビン	17,000	75%
ヘモグロビン	64,500	3%
アルブミン	66,000	0.5%
γグロブリン	156,000	—

のようにほとんど透過しない。ヘモグロビン（分子量 64,500）は陰性荷電を持たないために尿中にわずかに透過する。そのため多量の溶血があるとヘモグロビンが尿中に漏れ出て濃縮されて塊を作り，尿細管機能を障害することがある（**表 8-1**）。

（2）近位尿細管の働き

　大まかにみると，近位尿細管では水と電解質は約 80％が再吸収されて血液に回収されるので，ここで尿量が大幅に減少し，また浸透圧は変化せず尿の濃縮は行われない。糸球体で濾過されたブドウ糖，アミノ酸，ビタミンなどの重要な物質，及び濾過された微量の血漿タンパクは大部分が再吸収されるので，正常の尿に含まれることがない。ただし，これらの物質も閾値（尿細管最大輸送量〔Tm〕）以上の濃度になると再吸収しきれずに，尿中に一部が排泄される。例えば，ブドウ糖の血中濃度が 180 mg/100 mL を超えると尿中にブドウ糖が排泄され始め，300 mg/100 mL を超えると排泄量は直線的に増加する。一方，パラアミノ馬尿酸（PAH），尿酸，アンモニア（NH_3）などは，周囲の毛細血管から尿細管中へと分泌される（**図 8-6**）。

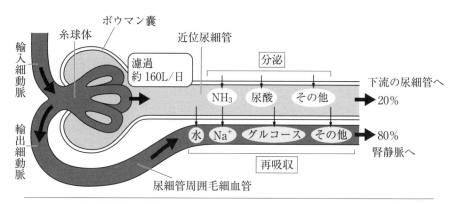

図 8-6　近位尿細管の機能
坂井建雄，岡田隆夫：系統看護学講座 解剖生理学 第 10 版. p236，医学書院，2018

（3）尿の濃縮

　ヘンレループ以降の部分では，尿の濃縮が行われる。髄質の間質液中には，Na$^+$ と尿素が蓄積しており，乳頭の先端に向かうほど浸透圧が高くなる浸透圧勾配が形成されている。集合管が髄質を貫いて乳頭の先端に向かう途中で，この浸透圧勾配によって水が再吸収され，尿が濃縮される。

　髄質に Na$^+$ と尿素が蓄積する仕組みは複雑だが，ヘンレループ下部で中間尿細管からなる細い下行脚と上行脚で壁の透過性が違うこと，遠位直尿細管でエネルギーを消費して能動的に Na$^+$ が再吸収されること，及び集合管で尿素が間質に再吸収されることにより，髄質の間質に Na$^+$ と尿素が蓄積し，乳頭の先端に向かうほど高い浸透圧勾配が形成される。皮質で 300 mOsm/L ほどの浸透圧は，乳頭の先端では 1,200 mOsm/L にまで達する。集合管が浸透圧の高い髄質を通過するところで，浸透圧差により水が再吸収され，尿の濃縮が行われる。尿素は髄質の間質に蓄積するとともに，ヘンレループ以後の尿細管と間質の間で再循環して，浸透圧勾配の形成に役立っている（**図 8-7**）。

（4）尿の成分の調節

　集合管（一部は遠位尿細管）での再吸収は各種ホルモンの影響を受けて増減し，尿の量と成分を変化させることでホメオスタシスの維持に貢献している。

　バソプレシンは抗利尿ホルモン（ADH）とも呼ばれ，下垂体後葉の<ruby>下垂体後葉<rt>かすいたいこうよう</rt></ruby>ホルモンで，体内に水が不足して血漿の浸透圧が上昇すると分泌され，尿を濃縮して尿量を減少させる。バソプレシンは集合管に作用し，細胞表面にあって水を通す水チャネルを開口させ，集合管に作用して水の再吸収を増加させる。乳頭の先端の浸透圧は 1,200 mOsm/L であるため，

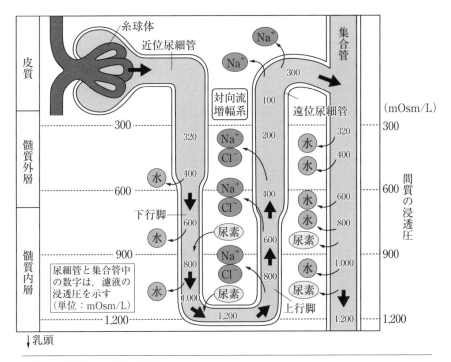

図 8-7　髄質での尿の濃縮
坂井建雄，岡田隆夫：系統看護学講座 解剖生理学 第 10 版. p242, 医学書院,
2018

最大限に水が再吸収されれば，尿は血漿の 4 倍の浸透圧にまで濃縮される。

　アルドステロンは副腎皮質で作られるホルモンの一種の電解質（鉱質）コルチコイドで，血圧の低下が刺激となって傍糸球体装置からの指令（レニンとアンジオテンシン II）で分泌され，おもに集合管に作用して Na^+ の再吸収と K^+ の排泄を増加させる。

　パラソルモンは副甲状腺のホルモンで，遠位尿細管における Ca^{2+} の再吸収を促進し，血漿中の Ca^{2+} 濃度を上昇させる（**図 8-8**）。

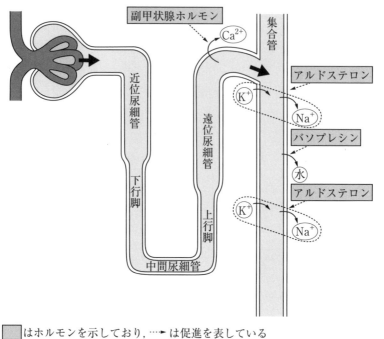

■はホルモンを示しており, ┄➤ は促進を表している

図 8-8　遠位尿細管～集合管での尿成分の調節

---

4. 傍糸球体装置とレニン・アンジオテンシン・ アルドステロン系

（1）傍糸球体装置

　糸球体の血管極付近にあるいくつかの細胞は協力して，全身の血圧を調節し，また糸球体の濾過量を調節するので，傍糸球体装置（JGA）と呼ばれる。これに含まれるのは，糸球体の血管極に接触する遠位尿細管の一部で尿細管細胞が小型になった部位（[1] 緻密斑），輸入細動脈が糸球体に入る直前の [2] 平滑筋細胞とそれが特殊化してレニン顆粒を含

んだ細胞（[3]顆粒細胞），糸球体近くの輸出細動脈の[4]平滑筋細胞，さらに輸入・輸出細動脈に挟まれた部位の結合組織の細胞（[5]糸球体外メサンギウム細胞）が含まれる（**図 8-3** 参照）。

　傍糸球体装置は，2 つの機能を担っている。第 1 は，尿細管糸球体フィードバックといい，遠位尿細管の尿流量が増すと，糸球体濾過量が減少するという仕組みで，過剰な尿生成が行われるのを防いでいる。第 2 の機能は，レニンという物質を分泌し，それにより血圧を上昇させるホルモンを生成することである。

（2）レニン・アンジオテンシン・アルドステロン系

　糸球体付近の輸入細動脈の血圧が低下すると傍糸球体装置の顆粒細胞が反応してレニンを放出する。レニンはタンパク質分解酵素で，血漿タンパクの一種のアンジオテンシノゲンを分解してアンジオテンシン I（AI）を作る。AI はおもに肺の血管内皮細胞表面にあるアンジオテンシン変換酵素（ACE）の作用により，活性型のアンジオテンシン II（AII）に変わる。AII は，最も強力な血圧上昇物質の 1 つで，全身の血管を収縮させて抵抗を増し，血圧を急速に上昇させる。さらに AII は，副腎皮質に作用して，アルドステロンを始めとする電解質（鉱質）コルチコイドの分泌を促進する。アルドステロンは，おもに集合管に作用して Na^+ の再吸収を促進する。そのため間質の浸透圧が上昇し，結果として水の再吸収量も増加し，これにより循環血液量が増加する。この循環血液量の増加と血管収縮により，血圧が上昇する（**図 8-9**）。

　レニン・アンジオテンシン・アルドステロン系（RAAS）は，腎臓の血圧低下による尿生成の障害を予防するために働いているが，しばしば過剰になり高血圧の原因ともなる。このため高血圧の治療には，ACE 阻害薬やアンジオテンシン II 受容体拮抗薬がよく用いられる。

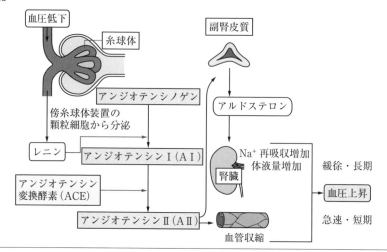

図8-9　レニン・アンジオテンシン・アルドステロン系による血圧調整
坂井建雄，岡田隆夫：系統看護学講座 解剖生理学 第10版．p246，医学書院，
2018

5．排尿路の構造と機能

（1）尿　管

　尿管は，長さ 25～30 cm，直径 4～7 mm の平滑筋性の管である。腎
盂（腎盤）が腎洞内で漏斗状になって腎門のところで尿管になり（第1
の狭窄部），腹膜に覆われて後腹壁を下行し，総腸骨動静脈を乗り越え
て骨盤腔に入り（第2の狭窄部），膀胱の後外側部から斜めに貫いて
（第3の狭窄部）膀胱に流入する。これら3つの生理的狭窄部では，尿
路結石が滞留しやすい。男性の尿管は膀胱に達する直前に，精管が尿管
の上方・内側を交差する（**図8-10**）。女性の尿管は子宮頸及び腟円蓋の
側方を通る（**図8-11**）。

　尿管壁は，粘膜・筋層及び線維性の外膜からなる。筋層は内縦・外輪
の平滑筋からなるが，尿管の下部 1/3 ではさらに外側に縦走筋がある。
尿は，平滑筋の蠕動（1～4回/分）によって運ばれる。

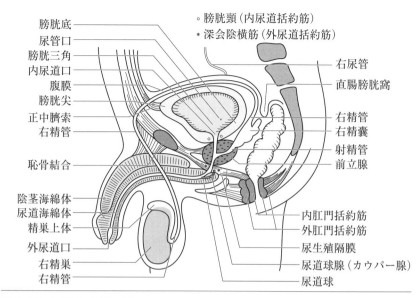

図 8-10　男性の骨盤内臓

膀胱底
尿管口
膀胱三角
内尿道口
腹膜
膀胱尖
正中臍索
右精管
恥骨結合
陰茎海綿体
尿道海綿体
精巣上体
外尿道口
右精巣
右精管

。膀胱頸（内尿道括約筋）
＊深会陰横筋（外尿道括約筋）

右尿管
直腸膀胱窩
右精管
右精囊
射精管
前立腺
内肛門括約筋
外肛門括約筋
尿生殖隔膜
尿道球腺（カウパー腺）
尿道球

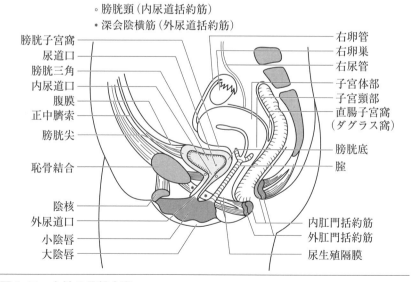

図 8-11　女性の骨盤内臓

膀胱子宮窩
尿道口
膀胱三角
内尿道口
腹膜
正中臍索
膀胱尖
恥骨結合
陰核
外尿道口
小陰唇
大陰唇

。膀胱頸（内尿道括約筋）
＊深会陰横筋（外尿道括約筋）

右卵管
右卵巣
右尿管
子宮体部
子宮頸部
直腸子宮窩
（ダグラス窩）
膀胱底
腟
内肛門括約筋
外肛門括約筋
尿生殖隔膜

（2）膀胱の構造

　膀胱は平滑筋性の袋で，骨盤内で恥骨結合のすぐ後ろにあり，腹膜がその上面と後面を覆う。伸縮性に富むために，尿が充満すると腹膜を押し上げる。膀胱の後方に，男性では直腸，女性では子宮がある。

　膀胱の内腔には，後外方に左右の尿管の開口（尿管口）が，下部中央に尿道への出口（内尿道口）がある。内尿道口には，平滑筋性の内尿道括約筋がある。尿管が膀胱壁を斜めに貫くために，尿が充満しても膀胱壁内の尿管が圧迫されるために，尿の逆流が起こりにくい。

（3）膀胱での蓄尿と排尿

　膀胱内に尿が溜まるにつれて膀胱壁は伸展されるが，膀胱壁の平滑筋（排尿筋）が弛緩するので膀胱内圧はあまり上昇せず，また平滑筋性の内尿道括約筋が収縮して排尿は行われない（蓄尿反射）。膀胱壁が伸展した情報は腰仙髄の排尿中枢に伝えられ，蓄尿の指令は交感神経を通して膀胱の平滑筋に伝えられる。

　排尿の準備ができて大脳皮質からの排尿の抑制が取り除かれると，排尿反射が引き起こされて，膀胱壁の平滑筋（排尿筋）が収縮し，内尿道括約筋が弛緩して排尿が始まる。さらに腹壁の筋が収縮して腹圧を高め，外尿道括約筋も弛緩して，排尿を促す。排尿中枢からの指令は，副交感神経を通して膀胱壁の平滑筋に伝えられる（**図 8-12，表 8-2**）。

（4）尿　道

　尿道は，膀胱から体外への尿路で，男女で構造が大きく異なる。男性の尿道は長さ約 16～18 cm で，前立腺部・隔膜部・海綿体部に区分され，全体として S 状に屈曲する。前立腺部は，膀胱の内尿道口を出てから前立腺を貫く。隔膜部はごく短く，尿生殖隔膜を貫き骨格筋性の外

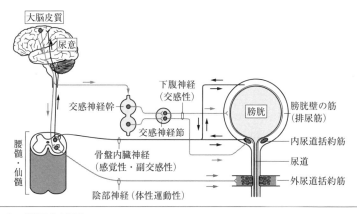

図 8-12　蓄尿と排尿
坂井建雄, 岡田隆夫：系統看護学講座 解剖生理学 第 10 版. p251, 医学書院, 2018

表 8-2　蓄尿と排尿における神経と筋の働き

		膀胱壁の平滑筋 （排尿筋）	内尿道括約筋 （平滑筋）	外尿道括約筋 （骨格筋）
蓄尿	交感神経（下腹神経）	弛緩	収縮	―
排尿	副交感神経 （骨盤内臓神経）	収縮	弛緩	―
	体性神経（陰部神経）	―	―	収縮

　尿道括約筋に囲まれる。海綿体部は，陰茎の中を通る長い部分で，尿道海綿体を貫いて外尿道口に開く。
　女性の尿道の長さは，3〜4 cm ほどで短い。内尿道口に始まり，尿生殖隔膜を貫いて腟の前方を下行し，腟前庭で外尿道口に開く。女性の尿道は短いために膀胱炎などの尿路感染を起こしやすい。

9 内臓機能の調節—1

岡田隆夫, 坂井建雄

《目標＆ポイント》
自律神経と内分泌によるホメオスタシスの維持機構の概略を解説する。
《キーワード》 交感神経, 副交感神経, 内分泌腺, ホルモン分泌

1. 内臓機能を調節する仕組み

　人体は大きく2つの部分からなる。第1は身体を包む体壁で, 皮膚, 骨格, 筋などからなり, 生命を活用する動物機能を営む。第2は身体の中に収まる内臓で, 消化器, 呼吸器, 循環器などからなり, 生命を維持する植物機能を営む。体壁とは違って, 内臓は意志によって動かすことができず, 感覚も意識に上りにくい。そのため, 内臓（及び血管）を支配する神経は自律的に働いているという意味で, 自律神経と呼ばれる。これに対して体壁を支配するのは体性神経である。

　内臓の機能の調節は, 自律神経の他にホルモンという液性因子によっても行われる。ホルモンは内分泌腺（及び内分泌細胞）から分泌され体液中を通して運ばれて, 特定の細胞に作用する。自律神経の作用が速やかで短時間で終わるのに対し, ホルモンの作用は緩やかで長期間に及ぶ。

2. 自律神経の構造

　自律神経は交感神経系と副交感神経系という2つのサブシステムに分かれており, 両者は大部分の臓器を一緒に支配し（二重支配）, 逆方向

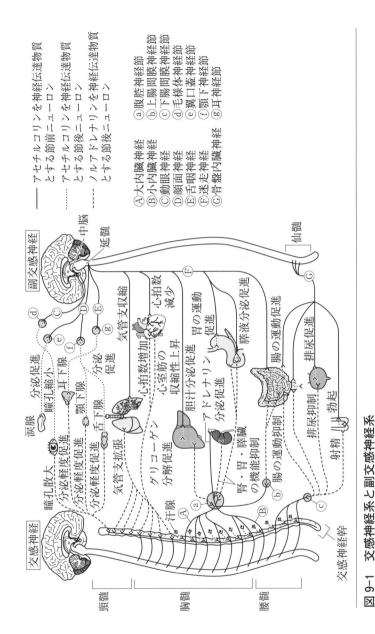

図 9-1　交感神経系と副交感神経系

坂井建雄, 岡田隆夫：系統看護学講座　解剖生理学　第 10 版. p265, 医学書院, 2018

アセチルコリンを神経伝達物質とする節前ニューロン
アセチルコリンを神経伝達物質とする節後ニューロン
ノルアドレナリンを神経伝達物質とする節後ニューロン

Ⓐ大内臓神経
Ⓑ小内臓神経
Ⓒ動眼神経
Ⓓ顔面神経
Ⓔ舌咽神経
Ⓕ迷走神経
Ⓖ骨盤内臓神経

ⓐ腹腔神経節
ⓑ上腸間膜神経節
ⓒ下腸間膜神経節
ⓓ毛様体神経節
ⓔ翼口蓋神経節
ⓕ顎下神経節
ⓖ耳神経節

の効果を及ぼす（拮抗支配）。また全身的な働きをみると，交感神経系は全身を活動状態にするのに対し，副交感神経系は休息状態にするという対照的な作用を有している。

自律神経のニューロンには2種類あり，第1の節前ニューロンは中枢神経から出て，神経線維を末梢の神経節まで伸ばす。第2の節後ニューロンは末梢の神経節にあり，神経線維を標的の組織まで伸ばす（**図 9-1**）。

（1）交感神経系

交感神経系は，精神的な興奮や不安によって特に活発に働き，心拍を促進し，気管支を拡張し，瞳孔を散大し，消化を抑制する。また血管が収縮して血圧が上昇し，汗の分泌が増加する。

交感神経系の主要部は脊柱の両側に沿う左右1対の交感神経幹であり，途中に紡錘状の膨らみ（幹神経節）が多数あり，それぞれの胸神経・上位腰神経と2本の交通枝によってつながっている。また交感神経幹からいくつかの枝が出て，頭部（内頸動脈神経），胸部内臓（心臓神経），腹部内臓（大・小内臓神経）などに向かう（**図 9-2**）。

交感神経系の節前ニューロンは脊髄にあって，その神経線維は胸神経と上位腰神経から出て，白交通枝を通して交感神経幹に入って幹神経節に入って節後ニューロンに接続し，あるいは幹神経節を素通りして内臓神経を通って腹部の大動脈周囲の神経節に入って節後ニューロンに接続する。節後ニューロンから神経線維にはいくつか行き先があり，[1]幹神経節から灰白交通枝を通して脊髄神経に入り体壁の血管と汗腺に分布する，[2]頸部の幹神経節から出て内頸動脈に沿って頭部の臓器（眼球，唾液腺など）に向かう，[3]頸部と胸部の幹神経節から出て胸部内臓（心臓，肺など）に向かう，[4]腹部の大動脈周囲の神経節から出て腹部と骨盤の内臓に向かう，といったコースがある（**図 9-3**）。

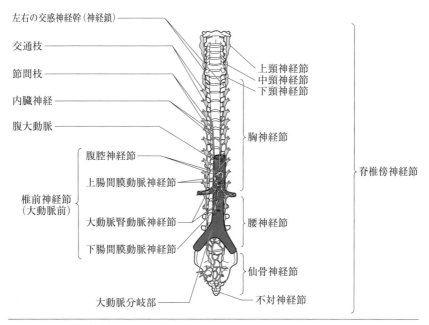

左右の交感神経幹（神経鎖）

交通枝

節間枝

内臓神経

腹大動脈

椎前神経節
（大動脈前）

腹腔神経節

上腸間膜動脈神経節

大動脈腎動脈神経節

下腸間膜動脈神経節

大動脈分岐部

上頸神経節
中頸神経節
下頸神経節

胸神経節

腰神経節

仙骨神経節

不対神経節

脊椎傍神経節

図 9-2　交感神経幹とそのおもな枝

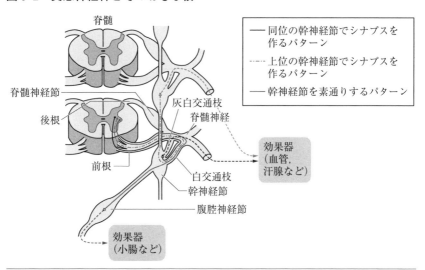

脊髄

脊髄神経節

後根

前根

灰白交通枝
脊髄神経

白交通枝
幹神経節
腹腔神経節

効果器
（血管，
汗腺など）

効果器
（小腸など）

── 同位の幹神経節でシナプスを
　作るパターン

──・上位の幹神経節でシナプスを
　作るパターン

── 幹神経節を素通りするパターン

図 9-3　交感神経の伝導路
坂井建雄，岡田隆夫：系統看護学講座 解剖生理学 第 10 版．p268，医学書院，
2018

（2）副交感神経系

　副交感神経系は，身体がリラックスしている時に働き，心拍がゆっくりとなり，気管支が収縮し，瞳孔は縮小し，消化管の運動と分泌が促進される。

　副交感神経の節前ニューロンは，脳幹にあって脳神経（動眼神経 III，顔面神経 VII，舌咽神経 IX，迷走神経 X）から出て，また脊髄の下部にあって仙骨神経（S_2〜S_4，骨盤内臓神経）から出て，臓器の近くにある神経節に入り，節後ニューロンに接続する。

　頭部には副交感神経の神経節が4つあり，眼球の平滑筋と頭部の外分泌腺に分布する。[1]毛様体神経節，[2]翼口蓋神経節，[3]顎下神経節，[4]耳神経節である（**図 9-4**，**表 9-1**）。

　胸腹部内臓を支配する副交感神経の節前ニューロンは，おもに脳幹にあって迷走神経 X から出て，頸部を下行し，胸部内臓の近く，または内部にある神経節で節後ニューロンに接続し，腺の分泌や平滑筋の運動を支配する。消化管では横行結腸の左 1/3 までの範囲を支配する（**図 9-5**）。

　大腸下部（横行結腸左 1/3 以降）と骨盤内臓を支配する副交感神経の節前ニューロン（骨盤内臓神経）は，脊髄の下部にあって仙骨神経から出て骨盤内の神経節で節後ニューロンに接続する。大腸下部，膀胱，生殖器などに分布し，平滑筋の運動と腺の分泌を支配する。

3．自律神経の伝達物質と受容体

　交感神経系と副交感神経の節前ニューロンと節後ニューロンからは，2種類の伝達物質（ノルアドレナリンないしアセチルコリン）が放出される。ノルアドレナリンを放出するのは，交感神経の節後ニューロンの大部分である。アセチルコリンを放出するのは，両方の節前ニューロ

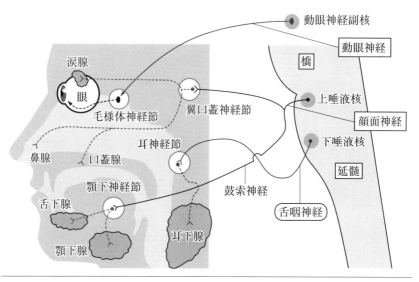

図 9-4　頭部の副交感神経

坂井建雄，岡田隆夫：系統看護学講座 解剖生理学 第 10 版. p269, 医学書院，2018

表 9-1　頭部の副交感神経

節前神経線維	神経節（部位）	分　布
動眼神経 III	毛様体神経節（眼窩）	毛様体筋，瞳孔括約筋
顔面神経 VII （大錐体神経経由）	翼口蓋神経節（翼口蓋窩）	涙腺，鼻腺，上顎の唾液腺
顔面神経 VII （鼓索神経経由）	顎下神経節（顎下腺近傍）	顎下腺，舌下腺，下顎の唾液腺
舌咽神経 IX	耳神経節（側頭下窩）	耳下腺

ン，副交感神経の節後ニューロン，及び交感神経の節後ニューロンの一部（汗腺に分布するもの）である（**図 9-6**）。

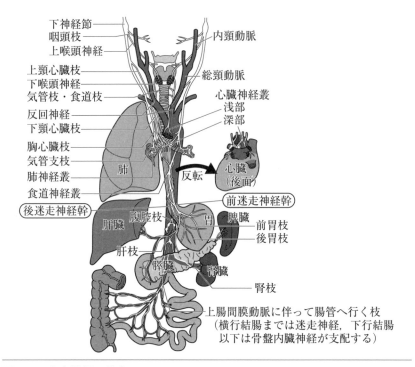

図 9-5　迷走神経の分布

（1）ノルアドレナリンとその受容体

　ノルアドレナリンは，アドレナリン，ドーパミンなどとともにカテコールアミンと呼ばれ，アミノ酸のチロシンから作られる伝達物質である。

　カテコールアミン受容体は，大きく α 受容体と β 受容体に分けられるが，さらに細かく分けられており，受容体の分布する組織・細胞及び作用が異なっている（**表 9-2**）。

　カテコールアミンは，交感神経節後ニューロン以外に，中枢神経の一部のニューロン（おもにドーパミン），及び副腎髄質の内分泌細胞（おもにアドレナリン）でも産生される。

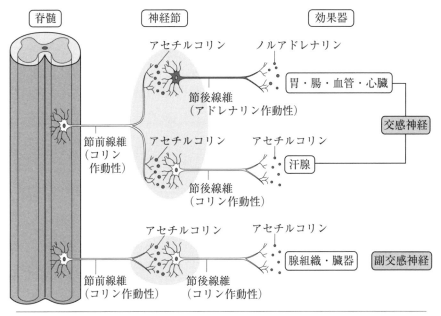

図 9-6　自律神経の伝達物質

坂井建雄，岡田隆夫：系統看護学講座　解剖生理学　第 10 版. p270, 医学書院, 2018

表 9-2　カテコールアミン受容体

受容体		存在部位	作　用
αアドレナリン受容体	α_1	血管平滑筋	収縮
	α_2	交感神経節後 ニューロンシナプス前膜	伝達物質放出抑制
βアドレナリン受容体	β_1	心筋	心機能亢進
	β_2	気管支平滑筋，肝臓	弛緩，グリコーゲン分解
	β_3	脂肪細胞	脂肪分解促進

坂井建雄，岡田隆夫：系統看護学講座　解剖生理学　第 10 版. p271, 医学書院, 2018

表9-3　アセチルコリン受容体

受容体の種類	存在部位
ムスカリン性受容体	副交感神経の効果器 中枢神経系
ニコチン性受容体	自律神経の神経節（節後ニューロン） 神経筋接合部（骨格筋細胞） 中枢神経系

坂井建雄，岡田隆夫：系統看護学講座 解剖生理学 第 10 版. p272，医学書院，2018

（2）アセチルコリンとその受容体

　アセチルコリンは，コリンとアセチル Co-A から酵素（コリンアセチルトランスフェラーゼ）によって合成される伝達物質で，放出されると速やかに酵素（アセチルコリンエステラーゼ）によって分解される。

　アセチルコリン受容体は大きく 2 種類に分けられ，特異的に結合する薬剤名からニコチン性受容体とムスカリン性受容体と呼ばれ，受容体の分布する部位が異なっている（**表 9-3**）。

　アセチルコリンは自律神経の節前・節後ニューロン以外に，体性運動ニューロンから放出されて骨格筋の収縮を指令し，中枢神経の一部のニューロンでも産生される。放出後，速やかに分解されるので，作用時間が短い。

4．内分泌とホルモン

　ホルモンは内分泌腺細胞によって産生され，血流中に放出される。ホルモンは血流に乗って全身を巡り，そのホルモンに対する受容体を持っている細胞に作用して，その機能を変化させる。ホルモンには多くの種類があるが，全般的にいって自律神経との作用の違いは，[1]作用の発現は遅く，[2]その作用は長時間持続する。そして[3]血漿組成の調節（浸透圧，血糖値など）はもっぱらホルモンによって行われる。

（1）ホルモンの種類

　ホルモンはその化学構造から大きく 3 種類に分けられる（**図 9-7**）。大部分はペプチドホルモンであり，アミノ酸がいくつもつながった構造をしている。ステロイドホルモンはコレステロールから合成され，ステロイド核と呼ばれる構造を共通して有している。性ホルモン（男性ホルモンと女性ホルモン）と副腎皮質ホルモン〔糖質コルチコイドと電解質（鉱質）コルチコイド〕がこれにあたる。アミン型ホルモンはアミノ基（$-NH_2$）を有するアミノ酸以外のもので，甲状腺ホルモンとカテコールアミン（アドレナリンとノルアドレナリン），そしてメラトニンがこれにあたる。

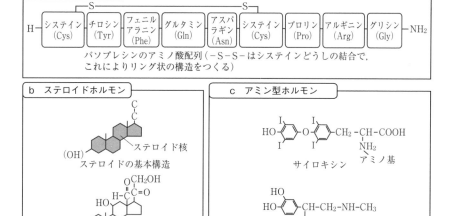

図 9-7　ホルモンの化学構造による分類
坂井建雄，岡田隆夫：系統看護学講座 解剖生理学 第 10 版．p275，医学書院，2018

（2）ホルモンの作用機序

　細胞膜表面の受容体に結合して，細胞内情報伝達系を介して，その細胞の機能を変化させるホルモン（水溶性ホルモン）と，脂溶性のために細胞膜を貫通して細胞内に入り，細胞質または核内の受容体に結合してタンパク合成を変化させるホルモンがある（**図 9-8**）。細胞内の受容体に結合するホルモンとしてはすべてのステロイドホルモンと甲状腺ホルモンが挙げられる。

a　水溶性ホルモンの作用機序

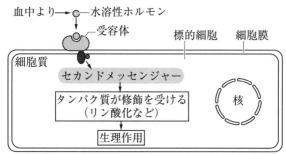

b　脂溶性ホルモンの作用機序

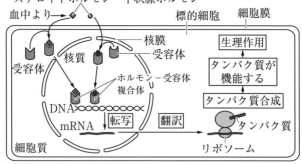

図 9-8　ホルモンの作用機序
坂井建雄，岡田隆夫：系統看護学講座 解剖生理学 第 10 版. pp276-277，医学書院，2018

（3）ホルモン分泌の調節

　ホルモンは常に一定量分泌されていればよいというものではなく，必要な時に必要な量だけ分泌されなければならない。このため，さまざまなメカニズムによってホルモン分泌が調節されている。

1）神経内分泌：通常のニューロンはその末端から神経伝達物質を放出して，他の神経細胞や筋細胞を刺激するが，神経伝達物質が血中に放出され，ホルモンとして作用するものである。脳の視床下部（ししょうかぶ）から放出され，下垂体（かすいたい）の機能を調節する放出ホルモンはすべてこのメカニズムによっている。神経系と内分泌系の接点であるといえる。下垂体後葉（こうよう）から分泌されるバソプレシンとオキシトシンも神経内分泌される。

2）刺激ホルモン：下垂体からは甲状腺，副腎皮質，性腺を刺激してそこからのホルモンの分泌を増加させるホルモンが分泌されている。

3）負のフィードバック：例えば甲状腺ホルモンは下垂体や視床下部に作用して刺激ホルモンや放出ホルモンの分泌を抑制し，ホルモンの過剰分泌を防いでいる（**図 9-9**）。

4）自律神経による刺激：副腎髄質からのアドレナリン分泌は交感神経の刺激による。

5）物質の血中濃度による調節：血中 Ca^{2+} 濃度が低下すると，それが刺激となって副甲状腺からパラソルモンが分泌されて骨を溶かして Ca^{2+} を放出させ，血中 Ca^{2+} 濃度を上昇させる。逆に血中 Ca^{2+} 濃度が上昇すると甲状腺からカルシトニンが分泌されて，血中濃度を低下させる。同様のことがグルコース，水と Na^+ にもいえ，これらはホルモンにより調節される。

6）正のフィードバック：女性の排卵や分娩に際して働くメカニズムであり，ホルモンによって起こった変化が，そのホルモンの分泌をさらに増加させる結果を引き起こす。このメカニズムはホメオスタシスではなく，一気に何か（排卵や分娩）を達成しようとする時に働く。

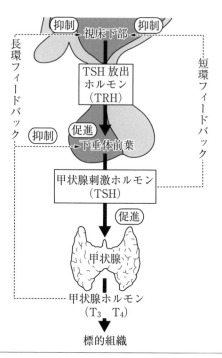

図 9-9　甲状腺ホルモンの分泌調整

坂井建雄，岡田隆夫：系統看護学講座 解剖生理学 第 10 版. p286，医学書院，2018

10│内臓機能の調節─2

岡田隆夫，坂井建雄

《**目標＆ポイント**》
各内分泌腺から分泌されるホルモンの作用とホルモン分泌の異常について解説する。

《**キーワード**》　下垂体，甲状腺，副甲状腺，膵臓，副腎，性腺，その他の内分泌腺

　　第10章では各内分泌腺から分泌される各種ホルモンの作用とそのホルモン分泌が過剰になったり（機能亢進症），不足したりする場合（機能低下症）に現れる症状をみていくことにする。**図10-1**におもな内分泌腺を示すが，これ以外にも多くの臓器からホルモンが分泌されている。例えば，既に学んだように，胃や腸からはガストリンやセクレチン，コレシストキニンなど多くのホルモンが分泌されているし，心臓からは心房性ナトリウム利尿ペプチド（ANP）や脳性ナトリウム利尿ペプチド（BNP）が分泌され，腎臓からは赤血球新生を促進するエリスロポエチンが分泌されている。これらについては，それぞれ該当する章で扱うこととする。

1. 視床下部

　　脳の中心部分，間脳の一部は視床下部と呼ばれ（**図5-11**［p77］参照），ここに存在する一群の神経細胞は神経内分泌により各種のホルモンを分泌する。これらは放出ホルモン（成長ホルモン放出ホルモンなど）と呼ばれ，下垂体門脈を介してすぐ下にある下垂体前葉を刺激し

て下垂体前葉ホルモンの分泌を促進したり抑制したりする。また，別の一群の神経細胞はその軸索を下垂体後葉に伸ばし，そこから下垂体後葉ホルモンを神経内分泌する（**図10-2**）。つまり，視床下部は神経系と内分泌系の接点であるといえる。

2. 下垂体前葉

　下垂体前葉からは6種類のホルモンが分泌される。

（1）成長ホルモン（GH）

　子どもの身体の成長を促進する。大腿骨などの長骨の骨端軟骨の増殖が促進されて身長が伸びるとともに，タンパク同化作用，血糖上昇作用などにより細胞増殖を促進し，諸臓器や骨格筋の増殖・肥大を生じる。成長期に成長ホルモンが過剰分泌されると身長が伸び過ぎ，巨人症となる。逆に分泌が不足すると身長が伸びず，下垂体性低身長症となる。成長が止まった後で過剰分泌を生じると，眉丘の隆起や顎の突出，手指の肥大など身体の末端部分が肥大する先端巨大症となる。

（2）甲状腺刺激ホルモン（TSH）

　甲状腺を刺激して甲状腺ホルモンの分泌を促進する。結果として分泌された甲状腺ホルモンは，甲状腺刺激ホルモンの分泌を抑制する負のフィードバックを示し，甲状腺ホルモンの過剰分泌を防いでいる。

（3）副腎皮質刺激ホルモン（ACTH）

　副腎皮質を刺激して糖質コルチコイド（コルチゾル）と副腎皮質由来の男性ホルモンの合成・分泌を促進する。

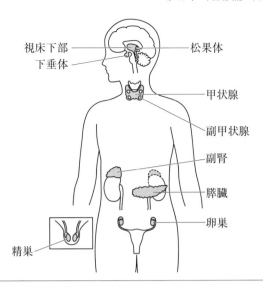

図 10-1　人体のおもな内分泌腺

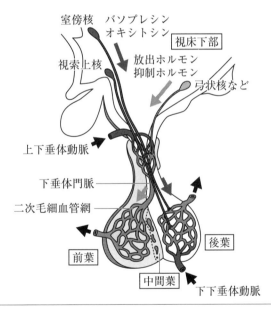

図 10-2　視床下部と下垂体の関係

（4）性腺刺激ホルモン（ゴナドトロピン）

1）卵胞刺激ホルモン（FSH）：女性においては卵胞の成熟を促し，男性においては精子形成を促進する。

2）黄体形成ホルモン（黄体化ホルモン；LH）：女性においては排卵を引き起こすとともに，排卵後の卵胞に脂肪を沈着させて黄体（おうたい）を形成させる。男性においては精巣由来の男性ホルモン（テストステロン）の分泌を促進する。

（5）プロラクチン

乳汁（にゅうじゅう）の産生を促進する。その他，授乳行動や性行動の発現にも関与する。

3．下垂体後葉

前述のように，視床下部に細胞体を有する神経細胞が軸索を下垂体後葉に伸ばし，神経内分泌により次の2種類のホルモンを分泌する。

（1）バソプレシン

抗利尿ホルモン，ADHとも呼ばれる。どの名前もよく使われるので覚えておく必要がある。バソプレシンは血漿（けっしょう）の浸透圧上昇が刺激となって分泌され，腎臓の集合管に作用して水の再吸収を増やす。これによって尿量が減少するとともに，再吸収された水によって血漿が希釈され，その浸透圧が低下する。また，血管に直接作用して血管収縮を引き起こし，血圧を上昇させる。何らかの原因でバソプレシンの分泌が障害された状態は尿崩症と呼ばれ，1日の尿量が20L以上（正常では1〜1.5L）に達する。

（2）オキシトシン

　オキシトシンはおもに周産期（お産の前後）に働く。子宮筋を収縮させて分娩を引き起こす。また，分娩後は乳児の乳首吸引が刺激となってオキシトシンが分泌され，乳腺腺房周囲の平滑筋を収縮させ，腺房内の乳汁を乳管へと放出させる（射乳）。

4．甲状腺

　甲状腺は頸部正中に存在する，蝶が羽を広げたような形の内分泌腺である（**図10-3a**）。組織学的には濾胞と呼ばれる球形構造の集合体であり，ここで甲状腺ホルモンが産生される。また濾胞周囲の傍濾胞細胞からはカルシトニンが分泌される（**図10-3b**）。

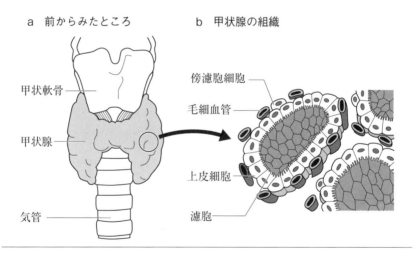

　a　前からみたところ　　　　b　甲状腺の組織

甲状軟骨

甲状腺

気管

傍濾胞細胞

毛細血管

上皮細胞

濾胞

図10-3　甲状腺の構造と組織
坂井建雄，岡田隆夫：系統看護学講座　解剖生理学　第10版．p284，医学書院，2018

(1) 甲状腺ホルモン

　ヨウ素（I）を含有するホルモンで，ヨウ素を4個持つサイロキシン（T_4）と3個持つトリヨードサイロニン（T_3）がある。甲状腺ホルモンの生理作用は多彩であるが，正常な成長・発育を可能にする，ほとんど全身の組織の代謝を促進する（結果として熱産生が増加する），腸管におけるグルコース吸収を促進する，アドレナリンなどのカテコールアミンに対する感受性を上昇させる，などの作用がある。また，精神的にも思考の回転や被刺激性を上昇させる。甲状腺ホルモンは前述のように下垂体にも作用して甲状腺刺激ホルモンの分泌を抑制する。

　甲状腺ホルモンが過剰に分泌される（甲状腺機能亢進症）と，代謝の促進から微熱，寝汗などを生じ，酸素需要の増加から心拍数増加，血圧上昇をきたす。精神的にも活発となり，イライラ感などを生じる。代表的な甲状腺機能亢進症であるバセドウ病では眼球突出という特徴的症状も出現する。甲状腺ホルモンの分泌が不足する甲状腺機能低下症は粘液水腫と呼ばれ，皮膚の肥厚と腫脹，便秘，精神活動性の低下，寒冷耐性の低下などを生じる。特に高齢者では精神活動性の低下があるため，認知症の発症との鑑別が重要である。胎児〜幼児期の甲状腺機能低下症はクレチン病と呼ばれ，ずんぐりした低身長症と精神発達の遅滞を引き起こす。

(2) カルシトニン

　骨を溶かす破骨細胞の活性を抑制するとともに，腎臓からのCa^{2+}排泄を促進することによって血中Ca^{2+}濃度の上昇を抑制する。次に述べる副甲状腺からのパラソルモンの作用に拮抗するホルモンである。

　ヒトカルシトニンの効果は小さいが，薬物としては使用されるのでその作用は記憶しておく必要がある。

5．副甲状腺

　副甲状腺は甲状腺の背側に 4 個ほど存在する米粒大の内分泌腺で，パラソルモンを分泌する。血漿 Ca^{2+} 濃度の低下が刺激となって分泌され，破骨細胞の活性を上昇させて，骨からの Ca^{2+} 遊離を促進するとともに，腎臓における Ca^{2+} 再吸収を促進して血漿 Ca^{2+} 濃度を上昇させる。血漿 Ca^{2+} には細胞膜を安定化させる作用があり，パラソルモンの分泌不足による血漿 Ca^{2+} 濃度の低下は骨格筋の被刺激性を上昇させ，全身的な筋痙攣（テタニー）を引き起こす。

6．膵　臓

　膵臓は消化液を分泌する外分泌腺であるが，同時にホルモンを分泌する内分泌腺でもある。膵臓内には外分泌部とは明瞭に区別される膵島（ランゲルハンス島）と呼ばれる島状に点在する内分泌部が多数存在し（**図 3-12**［p47］参照），この膵島の B 細胞（β 細胞）からインスリンが，A 細胞（α 細胞）からはグルカゴン，D 細胞（δ 細胞）からはソマトスタチンが分泌される。

（1）インスリン

　血糖値（血漿のグルコース濃度）の上昇が刺激となって分泌される。インスリンは肝細胞，筋細胞，脂肪細胞にグルコースを取り込ませることで，血糖値を低下させる。肝細胞と筋細胞は取り込んだグルコースをつなぎ合わせてグリコーゲンとして貯蔵し，脂肪細胞はグルコースから脂肪を合成して貯蔵する。

　長期間にわたる高カロリー・高炭水化物食の摂取により，膵島の B 細胞が疲弊し，インスリン分泌が減少してしまい，高血糖状態が持続す

るのが糖尿病である。初期にはほとんど症状がなく，そのために放置されることが多いが，やがて血管障害に起因する網膜症や腎症などの重篤な合併症が引き起こされる。

（2）グルカゴン

血糖値の低下が刺激となって分泌される。グルカゴンは肝細胞に作用して，貯蔵していたグリコーゲンを分解してグルコースとし，血中に放出させることで血糖値を上昇させる。インスリンとグルカゴンは協力して血糖値を適正なレベルに保っているといえる。

（3）ソマトスタチン

インスリンとグルカゴンの分泌を抑制する。

7．副腎皮質

副腎は腎臓の上に帽子のように乗っている内分泌腺であり，その外周部が副腎皮質であり，中心部の髄質とは発生学的に全く異なる組織である（**図10-4**）。副腎皮質は外側から順に球状層，束状層，網状層に分けられ，球状層から電解質（鉱質）コルチコイド，束状層から糖質コルチコイド，網状層から副腎皮質由来の男性ホルモン（デヒドロエピアンドロステロン）が分泌される。

（1）電解質（鉱質）コルチコイド

天然・人工の電解質（鉱質）コルチコイドにはいろいろな種類があるが，体内で分泌される電解質コルチコイドとしてはアルドステロンが代表である。腎臓の血圧低下が引き金となって，腎臓の傍糸球体装置からレニンが分泌され，アンジオテンシンを介して副腎皮質からアルドス

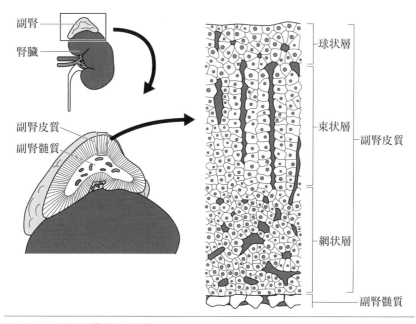

図 10-4　副腎の構造と組織
坂井建雄，岡田隆夫：系統看護学講座 解剖生理学 第 10 版. p291, 医学書院,
2018

テロン分泌が促進される（レニン・アンジオテンシン・アルドステロン
系；**図 8-9**［p126］参照）。アルドステロンは腎臓の集合管に作用して
Na^+ の再吸収を促進する。再吸収された Na^+ によって間質液の浸透圧
が上昇するため，結果として水も受動的に再吸収されて細胞外液量が増
加して血圧が回復する。電解質コルチコイドの過剰症は原発性アルドス
テロン症と呼ばれ，Na^+ と水の蓄積による高血圧，低カリウム血症，代
謝性アルカローシスをきたす。

（2）糖質コルチコイド

　電解質コルチコイドと同様に糖質コルチコイドにも多くの種類があるが，コルチゾルが代表である。コルチゾルの作用は多彩かつきわめて重要である。

1）抗炎症作用：タンパク分解酵素の遊出を防ぐ，ヒスタミンの放出を抑制する，プロスタグランジンの合成を抑制する，などにより炎症を抑え，解熱・鎮痛効果を発揮する。薬物として糖質コルチコイドを用いる主目的はこの作用の発揮である。

2）免疫抑制作用：リンパ球を減少させることで，免疫反応を抑制する。関節リウマチなどの自己免疫疾患の治療や移植片に対する拒絶反応抑制などの目的で糖質コルチコイドが薬として用いられることもあるが，免疫機能が抑制されて易感染性となるので，注意が必要である。

3）抗ストレス作用：そのメカニズムは充分には解明されていないが，糖質コルチコイドはストレスに対する耐性を上昇させる。

4）糖代謝に対する作用：タンパク質の分解・脂肪分解によって生じたアミノ酸や脂肪酸からの糖新生を促進する。このため，糖質コルチコイドの過剰により高血糖を生じる。

5）その他の作用：カテコールアミンやインスリン，グルカゴンに対する感受性を上昇させる（許容作用），中枢神経系に対する作用，腸管からの Ca^{2+} 吸収を抑制する，などの作用がある。糖質コルチコイドの過剰症はクッシング症候群と呼ばれる。タンパク質の分解により四肢は細くなり，体幹部への脂肪沈着により中心性肥満（満月様顔貌，バッファロー肩，皮膚線条など）をきたす。また，高血糖と高血圧も出現する。

（3）男性ホルモン（デヒドロエピアンドロステロン）

　女性における腋毛や陰毛の発生や，性欲の発現に関与する。男性では精巣から，活性が約 5 倍高い男性ホルモン（テストステロン）が分泌されるため，デヒドロエピアンドロステロンには生理的意味は少ない。デヒドロエピアンドロステロン過剰症は副腎性器症候群と呼ばれ，女性性器の男性化，多毛，無月経をきたす。男性では気づかれないことが多い。

（4）副腎皮質の機能低下症

　アジソン病と呼ばれる。電解質コルチコイドの不足により体内の Na^+ と水の不足を生じ，容易に低血圧をきたす。糖質コルチコイドの不足による低血糖，ストレス耐性の低下を認め，男性ホルモンの不足により女性では体毛の脱毛を生じる。また，副腎皮質刺激ホルモンが過剰に分泌され，その影響によって皮膚・粘膜への色素沈着を生じる。

8. 副腎髄質

　副腎髄質は発生学的に神経組織に近い組織であり，カテコールアミン（アドレナリンやノルアドレナリン）を分泌する。副腎髄質から分泌されるのは 85％がアドレナリンであり，15％がノルアドレナリンである。その作用は交感神経が興奮した場合と同様であり，交感神経系のバックアップをしているといえる。

9. 性　腺

　女性の性腺は卵巣であり，卵巣からはエストロゲン（エストラジオール，エストロン，エストリオールの 3 種類あるが，エストラジオールの活性が最も高い）と，プロゲステロンの 2 種類の女性ホルモンが分泌さ

れる。プロゲステロンは排卵後の卵胞に形成される黄体で合成・分泌される。この両者により月経周期が発現し，妊娠に備えた変化を生じる。エストロゲンは皮下脂肪の沈着，乳房の発達など女性の二次性徴（生殖器以外のその性の特徴）を発現させる。

　男性の性腺は精巣（睾丸）であり，ここからテストステロンが分泌される。テストステロンは男性性器（一次性徴）を発達させるとともに，骨格筋の発達，体毛の発育促進，声の低音化などの二次性徴を発現させる。

10．その他の内分泌腺

（1）松果体

　松果体は視床の背側にある小さな隆起であり（**図 5-11**[p 77]参照），ここからメラトニンが分泌される。メラトニン分泌は網膜から光刺激が入る昼間は抑制され，光が入らない夜間に分泌が増加する。これにより明暗による1日のリズム（概日リズム＝サーカディアンリズム）が形成される。

（2）胎　盤

　妊娠中は胎盤からも複数種のホルモンが分泌される。その中でも重要なのがヒト 絨毛性 ゴナドトロピン（hCG）であり，黄体の退縮を防いで妊娠を維持させる。また，hCG は妊娠の初期から尿中に出現するため，妊娠の判定に利用される。

（3）脂肪組織

　脂肪組織は体内で最大の内分泌組織であるともいえ，レプチンを始めとしてさまざまな生理活性物質を放出している。レプチンは食欲の抑制，女性の月経周期の発現などに関与する。

11 身体の支持と運動

坂井建雄

《**目標＆ポイント**》
骨の構造と機能，骨の連結，筋の構造と収縮メカニズム，上肢と下肢の運動
を解説する。
《**キーワード**》 破骨細胞，骨芽細胞，関節，ミオシンフィラメント，アクチ
ンフィラメント，上肢，下肢

··

1．骨格とはどのようなものか

（1）人体の骨格

　人体の骨格は，身体の中軸部である体幹と，そこから両側に突き出た
2対の体肢（上肢・下肢）からなる。

　体幹は身体の中軸部分であり，脊柱が骨格の中心になっている。脊
柱の上端には頭の骨格が乗る。胸部では脊柱が肋骨・胸骨とともに
胸郭を形作る。脊柱の下端は下肢帯の寛骨と一緒に骨盤を作る。

　上肢の骨格は，上肢帯，上腕，前腕，手の4部分に分けられる。上肢
帯は鎖骨と肩甲骨を含む。上腕は上腕骨，前腕は橈骨と尺骨を含み，
手の骨は手根骨（8個），中手骨（5本），指骨（14本）の3群に分か
れる。

　下肢の骨格は，下肢帯，大腿，下腿，足の4部分に分けられる。下肢
帯は腸骨・坐骨・恥骨が癒合した寛骨からなる。大腿は大腿骨，下腿
は脛骨と腓骨を含み，足の骨は足根骨（7個），中足骨（5本），趾骨
（14本）の3群に分かれる（**表11-1**，**図11-1**）。

表 11-1　人体の骨格

部位			骨の名称（下線の骨は無対）
体幹	頭蓋	神経頭蓋	前頭骨，頭頂骨，後頭骨，側頭骨，蝶形骨，篩骨
		内臓頭蓋	鼻骨，鋤骨，涙骨，下鼻甲介，上顎骨，頬骨，口蓋骨，下顎骨，舌骨
	脊柱		頸椎（第 1～7 頸椎〔C_1～C_7〕） 胸椎（第 1～12 胸椎〔T_1～T_{12}〕） 腰椎（第 1～5 腰椎〔L_1～L_5〕） 仙骨（第 1～5 仙椎〔S_1～S_5〕） 尾骨（尾椎〔Co〕）
	胸郭		胸椎（第 1～12 胸椎）＋肋骨（第 1～12 肋骨）＋胸骨
	骨盤		仙骨＋尾骨＋寛骨*
体肢	上肢	上肢帯	鎖骨，肩甲骨
		上腕	上腕骨
		前腕	橈骨，尺骨
		手	手根骨（舟状骨，月状骨，三角骨，豆状骨，大菱形骨，小菱形骨，有頭骨，有鉤骨） 中手骨（第 1～5 中手骨） 指骨（母指：基節骨＋末節骨，第 2～5 指：基節骨＋中節骨＋末節骨）
	下肢	下肢帯	寛骨（腸骨＋坐骨＋恥骨）
		大腿	大腿骨
		下腿	脛骨，腓骨
		足	足根骨（距骨，踵骨，舟状骨，内側・中間・外側楔状骨，立方骨） 中足骨（第 1～5 中足骨） 趾骨（母趾：基節骨＋末節骨，第 2～5 趾：基節骨＋中節骨＋末節骨）

*寛骨は下肢帯に含まれる

（2）骨の形態と構造

　骨格はおもに骨からできている。骨は関節によってつながれて，たがいに自由に動くことができる。また軟骨や線維性の結合組織も骨格の一部であり，関節の一部に加わったり，骨の間をつないだりする。

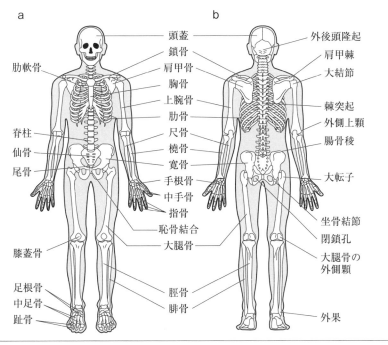

a

b

頭蓋
鎖骨
肩甲骨
胸骨
上腕骨
肋骨
尺骨
橈骨
寛骨
手根骨
中手骨
指骨
恥骨結合
大腿骨

肋軟骨

脊柱
仙骨
尾骨

膝蓋骨

足根骨
中足骨
趾骨

脛骨
腓骨

外後頭隆起
肩甲棘
大結節

棘突起
外側上顆
腸骨稜

大転子

坐骨結節
閉鎖孔
大腿骨の
外側顆

外果

図 11-1　人体の骨格（a：前面，b：後面）

　骨の形はさまざまで，形によって長骨，短骨，扁平骨，不規則形骨などと呼ばれる。四肢の大きな骨は長骨である。形によって骨の内部構造にも多少の違いがある。

　骨の表面にはきわめて緻密な骨質（緻密質）があり，内部はスポンジ状（海綿質）で細かな骨梁と隙間を含んでいる。緻密質と海綿質の配置により，少ない材料で大きな力を支えることができる。長骨の骨幹では，海綿質の骨梁が乏しくなり，髄腔という大きな空間になっている。

　骨の表面には，骨膜という丈夫な膜状の結合組織がある。骨膜には，血管や神経が豊富に分布しており，骨の栄養・成長・再生の役割を担

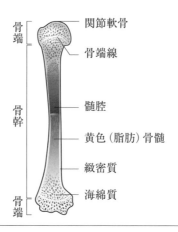

骨端 ─ 関節軟骨

─ 骨端線

骨幹 ─ 髄腔

─ 黄色（脂肪）骨髄

─ 緻密質

骨端 ─ 海綿質

図 11-2　長骨の内部構造

坂井建雄，岡田隆夫：系統看護学講座 解剖生理学 第 10 版. p313, 医学書院, 2018

う。骨折すると骨膜が刺激されて強い痛みを感じる。

　海綿質の隙間や髄腔を満たしている軟らかい組織は骨髄と呼ばれ，赤色骨髄と黄色骨髄の 2 種類がある。赤色骨髄は造血組織（血球を作る組織）を含み，多くの血管が分布している。黄色骨髄はおもに脂肪からなり，造血機能を持たない。小児では全身の骨髄で造血が行われるが，成長とともに黄色骨髄が増えて，成人では体温の高い部位（胸骨・肋骨・椎骨・骨盤など）だけに赤色骨髄がある。

　上腕・前腕・大腿・下腿の長骨は，大型で特有の構造を持つ。両端は骨端と呼ばれて隣接する骨と関節を作り，中間の管状部は骨幹と呼ばれる。骨幹では緻密質が分厚く内部に大きな髄腔があり，骨端部では薄い緻密質が海綿質を覆っている。腱の内部にあって，骨格とは関係のない骨を，種子骨といい，その最大のものは，膝蓋骨である（**図 11-2**）。

（3）骨の組織と組成

　骨を作る特殊な結合組織は骨組織と呼ばれ，歯のエナメル質に次いで硬い。顕微鏡でみると，骨組織は円柱状の単位（骨単位）からできており，中心に血管を通す細い管（ハバース管）があり，その周囲に 3 μm ほどの薄い層板が年輪状に重なっている。骨層板を横切る管（フォルクマン管）がところどころにあり，骨表面から内部に向かう血管が通っている。骨層板はコラーゲン線維とカルシウムなどの無機質により作られ，骨層板の間には骨細胞を収める小さな隙間（骨小腔）がある（**図11-3**）。

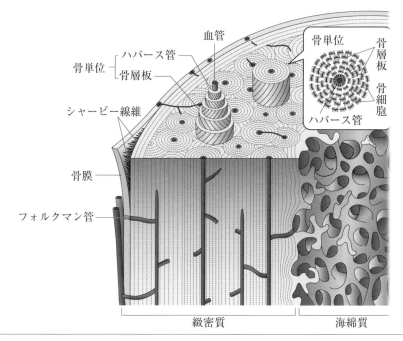

図 11-3　骨の組織構造
坂井建雄，岡田隆夫：系統看護学講座 解剖生理学 第 10 版．p313，医学書院，2018

　骨の固形成分の 2/3 はリン酸カルシウムを主体とする無機質であるが，1/3 ほどはコラーゲンを主体とする有機物である。水分は 20〜24％ほど含まれる。

　骨は一見したところ生命のない硬い物質のように見えるが，実際には絶えず骨の形成（造骨）と破壊（溶骨）が行われ，骨組織が作り替えられている。造骨の働きは，骨質の表面にある骨芽細胞が行う。既に形成された骨の中に埋め込まれている骨細胞は，長い突起を伸ばしてたがいに連絡するとともに，骨表面の骨芽細胞にミネラル成分を送って造骨を助けている。また骨質の表面には破骨細胞という多核の細胞があり，骨のカルシウムを溶かして血漿の Ca^{2+} 濃度を上昇させる。

（4）骨の発生と成長

　骨は発生の方法により 2 種類に分けられる。結合組織からまず軟骨が生じそれが骨組織に置き換わるものを軟骨性骨（置換骨），結合組織から直接に骨組織が生じるものを膜性骨（付加骨）という。頸から下の骨の大部分（鎖骨を除く）は軟骨性骨であり，頭蓋の骨の大部分（頭蓋底の一部を除く）は膜性骨である。

　四肢の長骨では，雛形となる軟骨の内部で骨幹部と上下の骨端部の 3 カ所から骨化が始まる。軟骨組織が増殖し，次々と骨化することにより骨が形成されていく。小児の骨では，骨幹と上下の骨端の間の 2 カ所に板状の骨端軟骨が残っており，骨端軟骨が成長し，それが骨に置き換わることによって骨の長さが成長する。骨の太さの成長は，骨膜により行われる。思春期になって下垂体前葉からの成長ホルモンの分泌が低下すると，骨端軟骨が消失して身長の伸びが止まる。骨端近くの海綿質に見られる骨端線は，骨端軟骨の名残である。

（5）骨の生理的な機能

　骨は骨組みとして身体の支持と運動に役立つ他に，カルシウムの貯蔵庫としての役割と，骨髄で造血する役割がある。

　成人の体内には1,000〜1,200 g のカルシウムが含まれ，その99％が骨に貯蔵されている。血液中のカルシウム濃度は 10 mg/dL ほどに保たれており，おもに骨でのカルシウムの沈着と溶出により調節されている。副甲状腺ホルモンは骨のカルシウムを溶かして血液中の Ca^{2+} を増加させ，カルシトニンはそれを抑制する働きがある。

2．骨の連結

　骨は，たがいに結合して骨格を組み上げる。その結合には，可動性のある関節と，可動性のない不動性結合がある。

（1）関節の構造

　関節には骨どうしが滑らかによく動けるようにする構造が備わっている。向かい合う骨の間には関節腔という隙間があり，関節腔は関節包という袋に包まれ滑液により満たされている。関節包の内壁にある滑膜が滑液を分泌し，関節の動きを潤滑している。骨の関節に向かう面は，関節軟骨により覆われて表面が滑らかになり，滑液により栄養されている（**図11-4**）。

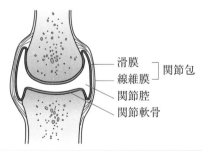

滑膜
線維膜 ┐関節包
関節腔
関節軟骨

図 11-4　関節の構造

関節包の特定の部位には，靱帯と呼ばれる丈夫な結合組織線維束が発達して関節を補強し，また関節運動の方向や範囲を制御している。靱帯が過度に引き伸ばされて損傷した状態が捻挫である。

一部の関節には線維軟骨性の特殊な補助構造が見られる。関節唇（例：肩関節，股関節）は，関節窩の周囲をふちどって関節面を広げる。関節半月（例：膝関節）は，関節包から伸び出して関節腔を不完全に分け，関節面の接触をよくする。関節円板（例：顎関節，胸鎖関節）は，関節包につながり関節腔を完全に分け，関節運動の自由度を増す。

関節面の形状は，関節の部位によってさまざまであり，その形状によって関節の可動性が決まる。可能な運動の方向によって，多軸性，二軸性，一軸性に分類される。多軸性はあらゆる方向に運動できるもので，形状としては球関節（例：肩関節，股関節）である。二軸性は屈曲・伸展と左右に振るといった二方向の運動ができるもので，形状としては楕円関節（例：橈骨手根関節）と鞍関節（例：第1指の手根中手関節）がある。一軸性は一方向に運動できるもので，形状としては蝶番関節（例：肘関節）と車軸関節（例：第1・2頸椎間の関節）がある。双方の関節面の凹凸が明瞭な場合には，凸の方を関節頭，凹の方を関節窩と呼ぶ（**図11-5**）。

（2）不動性の連結

不動性の連結は，隣接する骨の間をつなぐ組織の種類により区別される。線維性結合では骨どうしがコラーゲン線維によりつながれ，頭蓋骨の間にみられる縫合，前腕及び下腿の骨間膜などが例である。軟骨性結合では骨どうしが軟骨でつながれてわずかに動き，脊柱の椎間円板，骨盤の恥骨結合，若年者の骨端軟骨などが例である。骨性結合は骨どうしが癒合したもので，仙骨（仙椎5個），寛骨（腸骨・坐骨・恥骨）など

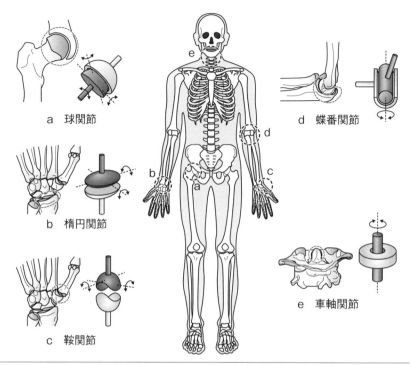

a　球関節

d　蝶番関節

b　楕円関節

c　鞍関節

e　車軸関節

図11-5　関節の形状と可動性
坂井建雄，岡田隆夫：系統看護学講座 解剖生理学 第10版．p317，医学書院，2018

が例である。

3．骨格筋の構造と役割

　人体には大小400あまりの骨格筋があり，人体の各部で骨格を動かして身体の運動を行う。人体では体重の40％ほどを筋が，20％ほどを骨が占める。

（1）骨格筋の構造

骨格筋は，関節を越えて骨と骨の間をつなぐ。筋の両端はしばしば結合組織性の腱となって骨に付着する。筋の両端のうち，身体の中心に近い方（動きの少ない方）の付着を起始，遠い方（動きの多い方）の付着を停止と呼ぶ。筋の起始に近い部分を筋頭，停止に近い部分を筋尾，中間部は筋腹と呼ぶ。

筋膜は筋群ないし個々の筋を包む膜状の結合組織で，筋の形を保持する働きをする。四肢では骨と筋膜が協力して作用する筋群を包んで筋区画を作っている。筋群の境界に見られる丈夫な筋膜は筋間中隔と呼ばれる（**表 11-2，図 11-6**）。

腱とその周囲にはいくつかの補助装置がある。滑液包は関節の付近に

表 11-2　上肢と下肢の筋群と筋区画

部位	筋群と筋区画		代表的な筋	主な作用
上肢帯	胸部浅層筋群 背部浅層筋群 肩甲骨周囲筋群		大胸筋 僧帽筋 三角筋	肩甲骨と肩関節の屈曲・内転 肩甲骨の挙上，肩関節の内転 肩関節の外転と回旋
上腕	屈筋群 伸筋群	前区画 後区画	上腕二頭筋 上腕三頭筋	肘関節の屈曲 肘関節の伸展
前腕	屈筋群 伸筋群	前区画 後区画	浅・深指屈筋 総指伸筋	前腕の回内，手首と指の屈曲 前腕の回外，手首と指の伸展
下肢帯	骨盤内筋群 殿筋群		腸腰筋 大殿筋	
大腿	伸筋群 屈筋群 内転筋群	前区画 後区画 内側区画	大腿四頭筋 大腿二頭筋 大内転筋	股関節の屈曲，膝関節の伸展 股関節の伸展，膝関節の屈曲 股関節の内転
下腿	伸筋群 屈筋群浅層 屈筋群深層 腓骨筋群	前区画 後区画浅層 後区画深層 外側区画	前脛骨筋 腓腹筋 後脛骨筋 長・短腓骨筋	足首と趾の背屈 足首の底屈 足首と趾の底屈 足首の底屈と外反

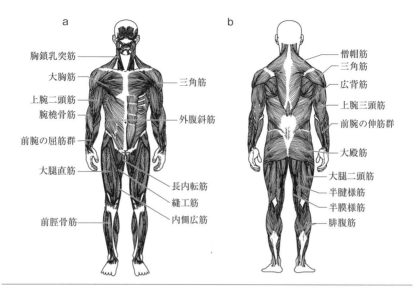

図 11-6　全身の骨格筋（a：前面, b：後面）

ある膜性の小囊で滑液が入っていて，骨格との間の摩擦を減らして動
きを滑らかにする。腱鞘（滑液鞘）は手や足の中に送られる長い腱の周
囲を包む鞘状の袋で，腱の動きを滑らかにする。種子骨は腱の中にある
小さな骨で，関節を越えるところにあって，力の作用方向を変える働き
がある。膝蓋骨は人体で最大の種子骨である。

（2）骨格筋の作用

　骨格筋は収縮して短縮することにより，骨格に作用して身体を動か
す。骨格筋の作用は起始と停止の位置により決まる。

　屈曲/伸展では，骨どうしの角度を小さく（屈曲）または大きく（伸
展）する。外転/内転では，骨を中心軸から遠ざけ（外転）または近づ
ける（内転）。外旋/内旋では，骨の長軸に対して外向き（外旋）または

内向き（内旋）に回す。同様の動きを前腕では回外/回内と呼ばれる（**図 1-5**［p5］参照）。

　同じ関節に対して働く複数の筋で，作用が同じ方向のものは協力筋と呼ばれ，反対方向に作用し合うものは拮抗筋と呼ばれる。

（3）骨格筋の組織構造

　骨格筋を作る筋線維のそれぞれは，複数の細胞核を持つ大型の細胞である。太さは $10～100\,\mu$m ほどである。筋線維は筋の端から端まで一続きであり，途中で枝分かれすることはない。

　筋線維の中には，太さ $1～2\,\mu$m のユニットが見られ，筋原線維と呼ばれる。筋原線維では太いミオシンフィラメントと細いアクチンフィラメントが規則正しく並んでおり，顕微鏡で見ると横縞が見える。横縞の暗い部分を A 帯，明るい部分を I 帯という。I 帯の中央の暗い部分は Z 帯と呼ばれ，Z 帯から隣の Z 帯までの距離が筋節と呼ばれ，収縮の最小単位となる。筋線維が収縮する時には，アクチンフィラメントとミオシンフィラメントの長さは変わらず，たがいに滑り込むように動いて筋節の長さが短縮する。I 帯の位置に一致して，筋線維表面の細胞膜から細い管（T 管）が細胞内に伸び，筋原線維の間に入り込んで興奮を筋原線維に伝える（**図 11-7**）。

（4）骨格筋の神経支配

　骨格筋には末梢神経の枝が分布しており，中枢神経からの指令に従って収縮を行う。運動神経線維が筋線維のそれぞれに結合し，また感覚神経線維が筋紡錘に分布している。

　骨格筋を支配する運動ニューロンの軸索は，筋の中に入ってから枝分かれし，筋線維の中央付近に付着して神経筋接合部を作る。ここで神経

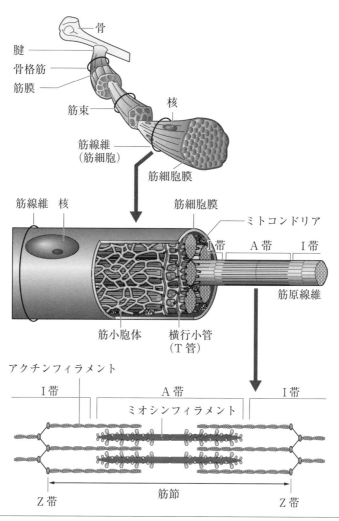

図 11-7　骨格筋の組織構造
坂井建雄, 岡田隆夫：系統看護学講座 解剖生理学 第 10 版. pp370-371, 医学書院, 2018

終末から伝達物質（アセチルコリン）が放出され，筋線維が興奮する。筋線維の興奮はT管を通して細胞内に伝えられ，筋原線維を網目状に取り囲む滑面小胞体（筋小胞体）からカルシウムイオン（Ca^{2+}）が放出され，筋線維の収縮が起こる。

　骨格筋の筋線維の間には，筋紡錘という筋の張力の感覚装置が挟まっている。筋が外力で引き伸ばされたりして筋の張力が強まると，筋紡錘からの情報が中枢に伝えられ，筋の収縮力が反射的に調節される。膝蓋骨の下の靱帯をハンマーで軽く叩くと大腿四頭筋が収縮する（膝蓋腱反射）のは，その例である。

12│神経系─1

坂井建雄

《**目標＆ポイント**》
感覚の総論，頭部の特殊感覚器の構造と機能，全身の末梢神経を解説する。
《**キーワード**》　眼，耳，鼻，脳神経，脊髄神経

1．感覚器の種類

　人体の内外の刺激は，感覚器によって受け取られ，感覚神経を通して中枢に伝えられる。感覚にはいろいろな種類があるが，感覚は3種類に分けられ，感覚器の存在する部位が異なる。

　体性感覚は全身の皮膚と運動器によって検知される感覚である。触覚・圧覚（機械的な圧を感じる），温覚・冷覚（温度刺激を感じる），痛覚（侵害刺激を感じる），深部感覚（身体の動きを感じる）などの種類がある。

　特殊感覚は頭部の特殊感覚器で検知される感覚である。眼による視覚（光を感じる），耳による聴覚（音を感じる）と平衡覚（傾きと加速度を感じる），鼻による嗅覚（揮発性物質を臭いとして感じる），舌による味覚（水溶性物質を味として感じる）がある。

　内臓感覚は内臓領域で検知される感覚である。意識に上らない感覚情報が多いが，内臓痛覚は意識に上る。

2. 眼の構造と視覚

　視覚器は，眼窩の中に収まる眼球を中心とし，これに眼瞼，涙器，眼
筋などが付属してできている。

（1）眼球の構造

　眼球は，直径25 mmほどの球状で，前後径の方が横径より少し大き
い。前方の角膜部では，他の部分よりも彎曲が強い。後極のやや下内
側で視神経につながる。眼球の壁は3層からなり，内部には水晶体，硝
子体があり，前方の空所（眼房）には眼房水が含まれる（**図12-1**）。

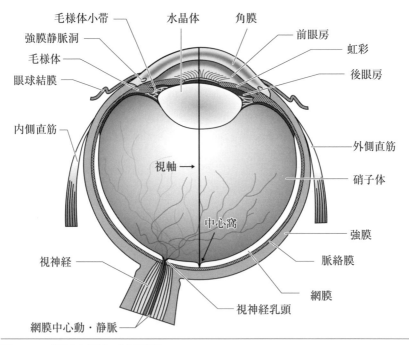

図12-1　眼球の構造（水平断）
　坂井建雄，岡田隆夫：系統看護学講座 解剖生理学 第10版．p436，医学書院，
2018

　眼球壁の最外層（眼球線維膜）はコラーゲン線維を主体とする強靱な膜である。前方の一部は透明な角膜であるが，残りの大部分は強膜という硬い白い膜である。

　中間層（眼球血管膜）は血管の豊富な膜で，大部分を占める脈絡膜と，前方に突き出す毛様体と虹彩からなる。脈絡膜は強膜の内面にある薄い膜で，血管と色素細胞が豊富で赤黒い。眼球内部を暗くし，眼球壁に栄養を与える。毛様体は脈絡膜の前方に突き出す肥厚部で，内部に平滑筋性の毛様体筋がある。毛様体から突き出た無数の線維（毛様体小帯）によって水晶体と連結している。毛様体からは眼房水が分泌され，また副交感神経の刺激で毛様体筋が収縮すると，毛様体が中央に向かって突き出し，水晶体が凸度を増して遠近調節を行う。虹彩は毛様体の前方に突き出す平たい環状の膜で，中央の瞳孔を取り囲んでいる。虹彩は血管・神経・色素を豊富に含み，内部の平滑筋によって瞳孔の大きさを調節する（**図12-2**）。

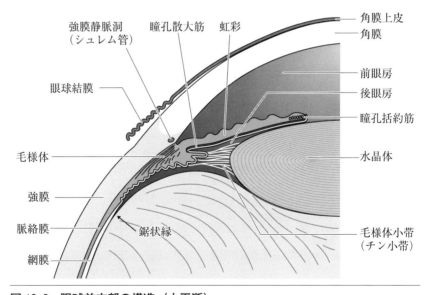

図12-2　眼球前方部の構造（水平断）
坂井建雄，岡田隆夫：系統看護学講座 解剖生理学 第10版．p437，医学書院，2018

最内層の網膜は光を検知する。網膜には感覚細胞・神経細胞・神経線維が整然と配列し，脈絡膜に接する色素上皮の側から，視細胞の層，双極細胞の層，神経節細胞の層がある。視細胞には2種類があり，杆体はロドプシンという感光色素を持ち，光の感度が高く，色を区別しない。錐体はイオドプシンという感光色素を持ち，光の感度は低いが異なる色を感知する3種類（青錐体，緑錐体，赤錐体）がある。網膜の後極の中心で視神経乳頭（網膜が視神経につながる部分）の外側4〜5 mmの場所に黄色っぽい領域（黄斑）があり，その中央が軽く窪んでいる（中心窩）。この部位に錐体が高密度で分布していて，高い視力が得られる。杆体は網膜にほぼ均一に分布している（**図12-3**）。

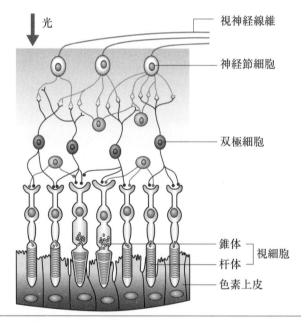

図 12-3　網膜の構造
坂井建雄，岡田隆夫：系統看護学講座 解剖生理学 第10版. p438，医学書院，2018

　眼球の内部で角膜と水晶体の間の空間は眼房と呼ばれ，眼房水により満たされている。眼房は虹彩によって前眼房と後眼房に分けられる。眼房水は毛様体の上皮から後眼房に分泌され，前眼房に入り，虹彩と角膜の境界部にある強膜静脈洞から吸収される。眼房水の圧（眼内圧）が高まると網膜が変性して失明の危険がある。

　水晶体は直径約 9 mm，厚さ約 4 mm で前後両面が凸型のレンズである。毛様体筋により厚さが調節されて遠近調節を行う。加齢とともに水晶体が固くなり，遠近調節が困難（老眼）になる。さらに高齢になると水晶体が白濁して視力障害（白内障）が起こる。水晶体を摘出して人工の眼内レンズを挿入し，視力を回復することができる。

　硝子体は水晶体の後方で眼球の 3/5 を占めるゼリー状の物質である。

（2）視　覚

　眼の前の 1 点を注視した状態で見える範囲を，視野と呼ぶ。視力とは，眼の分解能の良し悪しを示す数値で，数値が大きいほど視力がよい。色覚が正常でないものを色覚異常というが，赤と緑の区別がつかない赤緑異常の頻度が高い。

　眼の遠近調節は，毛様体の中にある平滑筋の収縮によって行われる。副交感神経の刺激により毛様体の平滑筋が収縮して突出すると，水晶体は自分の弾性によって前後の厚さを増し，視点が近方に移る。年齢とともに水晶体が固くなって弾力性を失い，調節力が小さくなる状態を，老眼という。

　遠近調節を休止した状態で，無限遠の像が網膜に結ぶ状態は正視であるが，それ以外の状態を全て屈折異常といい，3 種類に区別できる。近視というのは，遠方の物が見えにくい状態で，凹レンズによって矯正する。遠視は逆に，近接した物が見えにくく，凸レンズにより矯正する。

乱視のうち，水平方向と垂直方向の焦点距離が違うために起こる正乱視は，円柱レンズによって矯正できるが，角膜表面に凹凸があるために生じる不正乱視は，コンタクトレンズによって矯正する（**図 12-4**）。

　明所から暗所に移ると，初めは物が見えないが，30 分ほどで暗順応し，見えるようになる。逆に暗所から明所に移った時のまぶしさに慣れる明順応は，1 分ほどで完了する。明暗順応により，網膜の感度は，100 万倍にも変化する。光の強弱の変化に対して，虹彩は瞬時に瞳孔の大きさを変えて，網膜に届く光の量を調節する。この反応は瞳孔反射と呼ばれ，生死の判定に用いられる。

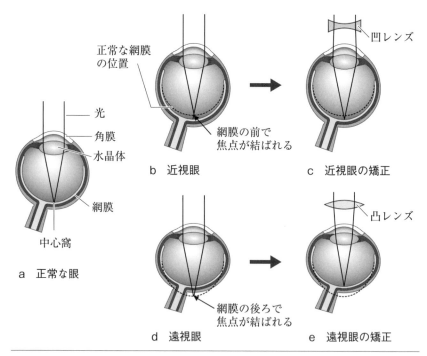

図 12-4　眼の屈折異常とその矯正
坂井建雄, 岡田隆夫：系統看護学講座 解剖生理学 第 10 版. p445, 医学書院, 2014

（3）眼球付属器

　眼球の前面には上下の眼瞼があり，必要に応じて光を遮断し眼球を保護している。眼瞼の外面は皮膚で，内面は結膜という粘膜が覆っている。眼瞼の内面の結膜（眼瞼結膜）と眼球前面の強膜を覆う結膜（眼球結膜）は，上下の結膜円蓋でたがいに移行する。

　涙液を分泌する涙腺は，眼球の上外側にある。涙液は角膜の表面を覆い，乾燥を防ぎ保護する。涙液は内眼角に集まり，鼻涙管を通って鼻腔の下鼻道に入る。

　眼窩の中には眼球を動かす 6 つの眼筋と眼瞼を挙上する 1 つの筋（上眼瞼挙筋）がある。眼筋には 4 つの直筋（上，下，外側，内側）と 2 つの斜筋（上，下）とがあり，3 本の脳神経（動眼神経〔III〕，滑車神経〔IV〕，外転神経〔VI〕）により支配される。眼筋は頭の動きと反対方向に眼球を動かして，視線を一定に保つ働きをしている（**図 12-5**）。

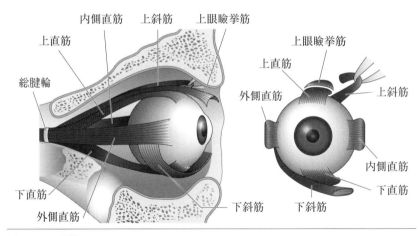

図 12-5　眼筋
坂井建雄，岡田隆夫：系統看護学講座 解剖生理学 第 10 版. p441，医学書院，2018

3．耳の構造と聴覚・平衡覚

　耳は，音を鼓膜まで伝える外耳，鼓膜の振動を耳小骨を通して奥に伝える中耳，音や平衡覚を感じる内耳の3部分に分かれる（**図12-6**）。

（1）外　耳

　外耳は，軟骨とそれを覆う皮膚でできた耳介と，長さ約3.5cmの外耳道からなる。

（2）中　耳

　中耳は外耳道から鼓膜を隔てて奥にあり，その主要部は鼓室という空洞で，耳管によって咽頭につながっている。鼓膜は楕円形（長径約1.0cm）

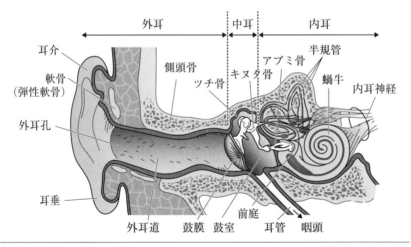

図12-6　耳の構造
坂井建雄，岡田隆夫：系統看護学講座 解剖生理学 第10版. p447，医学書院，2018

の薄い膜で，外面が前下外方に向くように約 45 度傾いている。中央部が浅く窪んでいて，その内面にツチ骨の柄が付着している。

　鼓室は側頭骨の内部にある空洞で，前方では耳管を通して咽頭につながり，後方では乳様突起の中の細かく分かれた空洞（乳突蜂巣）につながる。内側の骨壁には内耳に連なる前庭窓と蝸牛窓がある。鼓室にはツチ骨，キヌタ骨，アブミ骨という 3 つの耳小骨があり，鼓膜の振動を内耳に伝える。鼓膜と前庭窓の面積比（17：1）と耳小骨の間のてこの働きによる振幅の減衰（3/4 程度）によって，空気中の音の振動エネルギーを高い効率（約 60％）で内耳の液中に伝えることができる。

（3）内　耳

　内耳は，音の振動や平衡の情報を感覚する器官で，側頭骨の中の複雑な形をした骨迷路という空洞の中にある。骨迷路の中には，その雛形のような膜迷路がある。骨迷路と膜迷路の間の空間には外リンパという液が含まれ，成分は血漿に似ている。膜迷路の内部にある内リンパという液は，細胞内液に似てカリウム濃度が高くナトリウム濃度が低い。

　骨迷路及び膜迷路は，大きく 3 つの部分に分かれる。迷路の中央部分には，アブミ骨につながる前庭窓を持つ前庭があり，卵形嚢と球形嚢という膜迷路の 2 つの袋があり，壁の一部に傾斜の感覚装置（平衡斑）がある。その後上方には 3 つのループを備えた半規管があり，3 本の膜半規管は卵形嚢につながっている。膜半規管の脚の片方の付け根には膨らみがあり，そこに回転加速度の感覚装置（膨大部稜）がある。前下方にはカタツムリのような形をした蝸牛があり，外リンパを含む 2 つの階（前庭階，鼓室階）によって内リンパを含む 1 本の管（蝸牛管）が挟まれ，ここに聴覚の感覚装置（コルチ器）がある（**図 12-7，12-8**）。

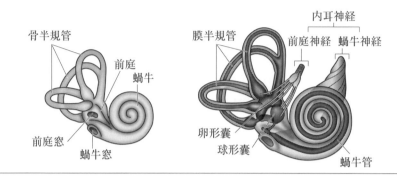

図 12-7　骨迷路と膜迷路
坂井建雄, 岡田隆夫：系統看護学講座 解剖生理学 第 10 版. p448, 医学書院, 2018

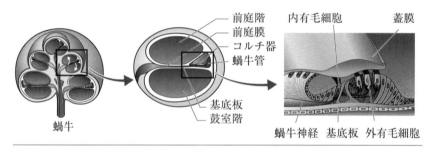

図 12-8　蝸牛の構造
坂井建雄, 岡田隆夫：系統看護学講座 解剖生理学 第 10 版. p449, 医学書院, 2018

（4）聴　覚

　音は，高低，強弱，音質を区別して感知される。

　音の高さは 1 秒あたりの振動数はヘルツ（Hz）で表される。低い音は振動が少なく，高い音は振動が多い。ヒトの耳では 20〜20,000 Hz までの範囲を感知することができ，特に 200〜4,000 Hz の範囲で聴力

が高い。20,000 Hz 以上のヒトの耳で聞こえない音を超音波という。高齢者の聴力は高音の領域から低下する。

　音の強さはデシベル（dB）で表される。音の強さ（エネルギー）が10 倍になると dB は 10 増え，100 倍になると 20 増える。

　音質は音波の波形により決まり，さまざまな周波数の音が重なり合って複雑な波形が生じる。

　音が聞こえにくい症状を難聴といい，その原因には中耳までの音の伝導が障害される伝音難聴と，内耳や中枢に障害のある感音難聴がある。

4．嗅覚と味覚

（1）嗅覚器

　ヒトの鼻腔の最上部には，嗅粘膜の領域が広がり，臭いを感じる嗅細胞が支持細胞に挟まれている。嗅細胞から出た 1 本の軸索が鼻腔の天井（篩板）の孔を通って頭蓋腔に入り，脳から突き出た左右の嗅索の先端の嗅球に達する（**図 12-9**）。

　嗅覚は，空気中を浮遊する揮発性物質の化学的な性質を感知する感覚である。ヒトの嗅覚は，他の動物よりも鈍感で，例えば，イヌよりも100〜1,000 万倍も閾値が高い。物質の化学構造と臭いの感覚の関係は，一定ではなく，濃度によって香りの変わる物質もある。嗅覚は，1 つの臭いに対して短時間で順応し，感じなくなる。

（2）味覚器

　味覚の受容器は，口腔の粘膜上皮内にあって蕾の形をしているので，味蕾と呼ばれる。舌の表面には，4 種類の乳頭があるが，そのうち味蕾が集中するのは，舌体と舌根を境する有郭乳頭，舌の側面にある葉状乳頭，舌体に散在する茸状乳頭である。

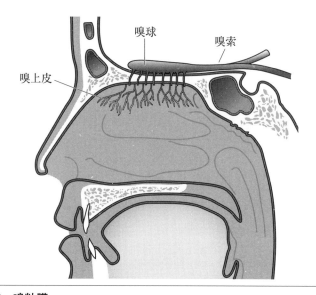

図 12-9　嗅粘膜
坂井建雄，岡田隆夫：系統看護学講座 解剖生理学 第 10 版．p455，医学書院，
2018

　味にはいろいろな種類があるが，塩，酸，甘，苦，うま味の 5 つの基
本の味が混合して生じるとされる。化学構造と味覚の間には，ある程度
関連性があるが，嗅覚の場合と同様に，両者を結びつける普遍的な原則
はまだ分かっていない。味覚は順応が速いために，味物質が舌の同じ部
位を刺激し続けると，感覚が急速に弱まってしまう（**図 12-10**）。

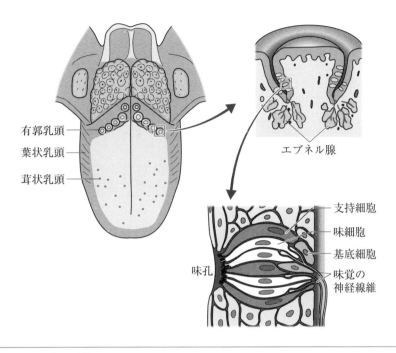

有郭乳頭

葉状乳頭

茸状乳頭

エブネル腺

支持細胞

味細胞

基底細胞

味孔

味覚の
神経線維

図 12-10　舌と味蕾
坂井建雄，岡田隆夫：系統看護学講座　解剖生理学　第 10 版．p453，医学書院，
2018

5．脊髄神経と脳神経

　末梢神経は，中枢神経と身体の各部をつなぐ。末梢神経は脳から出る
脳神経と脊髄から出る脊髄神経に区別される。また信号を伝える方向に
より，感覚神経と運動神経が区別される。さらに神経の行き先によっ
て，皮膚の感覚や筋の運動を支配する体性神経の他に，内臓や血管を支
配する自律神経が区別される。

（1） 脊髄神経

　脊髄神経は 31 対あり，脊柱のどの高さの椎間孔から出るかにより，頸神経（8 対：C_1〜C_8），胸神経（12 対：T_1〜T_{12}），腰神経（5 対：L_1〜L_5），仙骨神経（5 対：S_1〜S_5），尾骨神経（1 対：Co）に分かれる。それぞれの脊髄神経は筋への運動神経や皮膚などへの感覚神経，さらに自律神経を含む。脊髄神経は椎間孔から出た後，ただちに前枝と後枝に分かれ，前枝はしばしば上下の脊髄神経が絡み合って神経叢を作ってから標的に向かう。特に腕神経叢（C_5〜T_1）は上肢を支配し，腰神経叢（T_{12}〜L_4）と仙骨神経叢（L_4〜S_4）はともに下肢を支配するので腰仙骨神経叢とも呼ばれる（**表 12-1**）。

　脊髄神経は脊髄の前面から出た前根と後面から出た後根とが合わさってできる。運動神経線維は前根を通り，運動ニューロンは脊髄の灰白質の前角に含まれる。感覚神経線維は後根を通り，感覚ニューロンはその後根に付属する脊髄神経節にある。前根が運動性で後根が感覚性であることは，ベル・マジャンディの法則と呼ばれる（**図 12-11**）。

表 12-1　脊髄神経の神経叢と分布域

脊髄神経の高さと神経叢		分布域
C_1〜C_4	頸神経叢	頸部前外側面の皮膚と筋，横隔膜
C_5〜T_1	腕神経叢	上肢帯と上肢の筋と皮膚
T_1〜T_{12}	肋間神経	胸腹部の筋と皮膚，神経叢を作らない
T_{12}〜L_4	腰神経叢	下腹部，鼠径部，大腿の皮膚と筋
L_4〜S_4	仙骨神経叢	下肢の大半の皮膚と筋

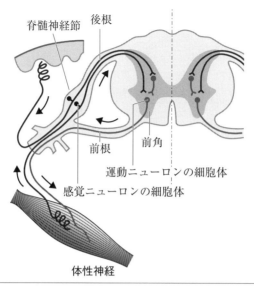

図 12-11　脊髄神経の構成
坂井建雄, 岡田隆夫：系統看護学講座　解剖生理学　第 10 版. p411, 医学書院,
2018

（2）脳神経

　脳神経は全部で 12 対あり, ローマ数字（I～XII）の番号が付けられ
ている。脳神経は脊髄神経と異なり, 明瞭な個性を持っており, 神経叢
を作ることがない。脳神経には体性運動性（骨格筋の運動）と体性感覚
性（皮膚や粘膜の感覚）の神経線維の他に, 副交感性（平滑筋の運動と
腺の分泌）と特殊感覚性（視覚, 聴覚・平衡覚, 嗅覚, 味覚）の神経線
維が含まれている（**表 12-2, 図 12-12**）。

　脳神経は由来と役割をもとにして, 3 つの群に分けられる。（1）特殊
感覚神経,（2）鰓弓神経,（3）体性運動神経, の 3 種類である。

　特殊感覚神経は, 頭部の特殊感覚器からの感覚を伝えるもので, 嗅神

表 12-2　脳神経の概要

		機　能	おもな分布域	由　来
I	嗅神経	嗅覚	鼻腔の嗅粘膜	特殊感覚
II	視神経	視覚	眼球の網膜	特殊感覚
III	動眼神経	運動	外眼筋	体性運動
		副交感	眼球の毛様体と虹彩	
IV	滑車神経	運動	外眼筋の1つ	体性運動
V	三叉神経			
V₁	眼神経	感覚	前頭部	
V₂	上顎神経	感覚	上顎部	鰓弓
V₃	下顎神経	感覚	下顎部	
		運動	咀嚼筋	
VI	外転神経	運動	外眼筋の1つ	体性運動
VII	顔面神経	運動	顔面筋	
		味覚	舌の前 2/3	鰓弓
		副交感	顎下腺，舌下腺，涙腺	
VIII	内耳神経	聴平衡覚	聴平衡覚：内耳	特殊感覚
IX	舌咽神経	運動	咽頭	
		感覚	舌の後 1/3，咽頭	鰓弓
		副交感	耳下腺	
X	迷走神経	運動	喉頭筋	
		感覚	喉頭	鰓弓
		副交感	胸腹部内臓	
XI	副神経	運動	胸鎖乳突筋，僧帽筋	鰓弓
XII	舌下神経	運動	舌筋	体性運動

経〔I〕，視神経〔II〕，内耳神経〔VIII〕が含まれる。

　鰓弓神経は，初期の胎児の頸部に生じた鰓弓という膨らみとその間の
鰓溝（魚類では鰓孔になる）に分布する神経で，三叉神経〔V〕，顔面
神経〔VII〕，舌咽神経〔IX〕，迷走神経〔X〕および迷走神経に付随す

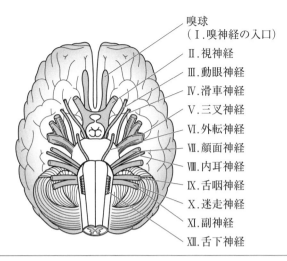

嗅球
（Ⅰ.嗅神経の入口）

Ⅱ.視神経

Ⅲ.動眼神経

Ⅳ.滑車神経

Ⅴ.三叉神経

Ⅵ.外転神経

Ⅶ.顔面神経

Ⅷ.内耳神経

Ⅸ.舌咽神経

Ⅹ.迷走神経

Ⅺ.副神経

Ⅻ.舌下神経

図 12-12　脳の底面に見られる脳神経
坂井建雄，岡田隆夫：系統看護学講座 解剖生理学 第10版. p415，医学書院，2018

　る副神経〔Ⅺ〕が含まれる。機能的には体性運動神経と体性感覚神経，及び副交感神経も含まれていて性質が複雑である。

　体性運動神経は脊髄神経に相当するもので，動眼神経〔Ⅲ〕，滑車神経〔Ⅳ〕，外転神経〔Ⅵ〕が眼筋を支配し，舌下神経〔Ⅻ〕が舌の筋を支配する。

13 神経系─2

岡田隆夫, 坂井建雄

《**目標＆ポイント**》
脊髄と脳の各部位の構造と機能を解説する。
《**キーワード**》 脊髄, 脳幹, 小脳, 視床と視床下部, 大脳

　神経系をコンピューターに例えるなら, 末梢神経は全身に張り巡らされた配線であるのに対し, 中枢神経は中央演算装置（CPU）であるといえる。中枢神経系は脳と脊髄に分けられ, 脳はさらに脳幹, 間脳, 小脳, 大脳に分けられる。ヒトの脳を外から眺めて見えるのは大脳と小脳で, 大脳の基部にあたる部分を間脳といい, 脳から脊髄に続く部分は脳の中軸部をなすので脳幹と呼ばれる（**図 13-1**）。

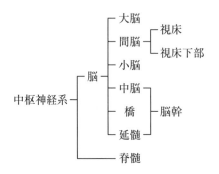

1. 脊　髄

（1）脊髄の構造

　脊髄は太さ 1 cm ほどの円柱状で, 外側に白質, 内側に灰白質があ

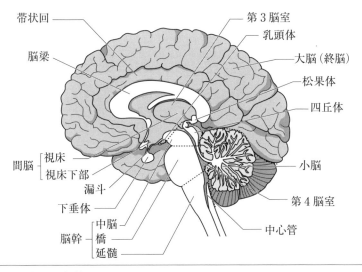

図 13-1　脳の正中断面
坂井建雄，岡田隆夫：系統看護学講座 解剖生理学 第 10 版．p398，医学書院，2018

　る。断面でみると，灰白質は H 字形をしており，H の縦棒の腹側の部分を前角，背側の部分を後角という。胸髄より上では，縦棒中央から外向きに出っ張りがあり，これを側角という。

　前角には，脊髄神経の運動神経核があり，運動ニューロンの軸索は，前根を通って脊髄を出ていく。また脊髄の中央部から前角にかけて，脊髄内に終わる介在ニューロンが多く，運動の統合や脊髄反射を司る。後角には，おもに皮膚の感覚を中継するニューロンがあり，後根から入って来た感覚ニューロンの軸索がここに終わっている。側角には，交感神経の節前ニューロンの細胞体がある（**図 13-2**）。

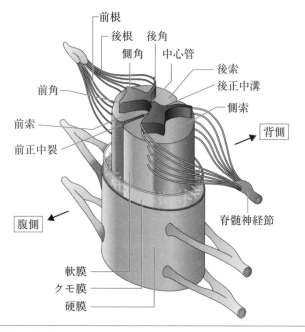

前根
後根　後角
側角　中心管
前角
後索
後正中溝
前索
側索
前正中裂
背側
腹側
脊髄神経節
軟膜
クモ膜
硬膜

図 13-2　脊髄の構造
坂井建雄, 岡田隆夫：系統看護学講座 解剖生理学 第 10 版. p396, 医学書院, 2018

（2）脊髄の機能

1）脳と末梢神経をつなぐ連絡通路：脳から直接出る末梢神経である 12 対の脳神経を除き, 脳からの指令は脊髄の決まった部位を下行し, 所定の高さで脊髄前根を出し, 末梢神経として目的の臓器・組織に分布する。一方, 全身の感覚受容器からの情報は末梢神経を通して脊髄後根から脊髄に入り, ここで線維を替えてこれも脊髄の決まった部位を上行して脳に感覚情報を伝える（**図 13-3**）。

2）脊髄反射：排便反射の中枢は脊髄（仙髄）にある。例えば, 便によ

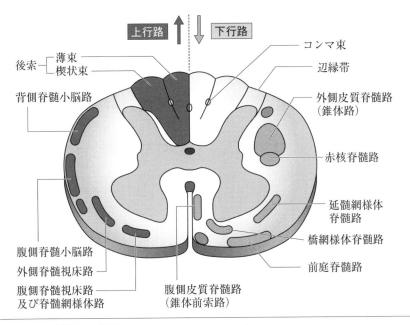

図 13-3　脊髄の伝導路

る直腸壁の伸展情報は骨盤内臓神経の求心線維を介して脊髄の排便中枢に伝えられ，反射性に骨盤内臓神経の副交感性の遠心線維を通して指令が送られ，直腸壁平滑筋の収縮と平滑筋性の内肛門括約筋の弛緩を生じる。排尿についても同様に，中枢は脊髄（腰・仙髄）にあり，骨盤内臓神経の求心線維と遠心線維を介する反射によって排尿が起こる。両中枢とも常に大脳からの抑制を受けており，排便・排尿の準備が整った時に初めてこの抑制が解除され，反射が引き起こされる。

　膝の下側で大腿四頭筋の腱をハンマーで叩くと大腿四頭筋が収縮して下腿が跳ね上がる膝蓋腱反射，熱い物などを知らずに触って，あるいは画鋲などを踏んで思わず手や足を引っ込める屈曲反射，この時に反対側

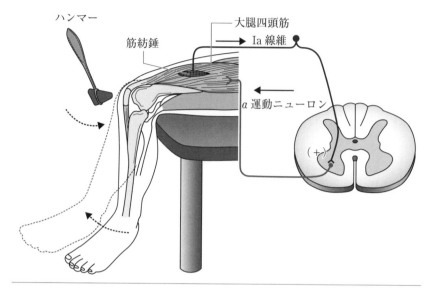

図 13-4　膝蓋腱反射
　岡田隆夫, 長岡正範：標準理学療法学・作業療法学 専門基礎分野 生理学 第5
版. p37, 医学書院, 2018

の四肢の伸筋が収縮して姿勢を維持する交叉伸展反射なども脊髄反射で
ある（**図13-4**）。

2．脳　幹

（1）脳幹の構造

　脳幹は中脳，橋，延髄に区分され脊髄につながる。橋は小脳の基部に
位置し前方に張り出している。延髄上部と橋の背側には第4脳室があ
る。脳幹には第III〜XII脳神経の核が存在し，また大脳から脳幹と脊
髄に向かう下行神経線維と，脊髄と脳幹から上位脳に向かう上行神経線
維の通路になっている。また白質と灰白質が入り混じった網様体が脳幹

に広がっており，生命維持に重要な自律機能を調節し，大脳皮質の興奮性を高めて意識レベルを維持したり，睡眠を引き起こしたりする中枢が分布している（**図 13-1** 参照）。

（2）脳幹の機能

1）内臓機能の中枢：脳幹には生命維持のために必須の中枢が集中して存在する。呼吸中枢は吸息と呼息の指令を交互に送り出し，呼吸筋を収縮・弛緩させる。このため私たちは眠っていて意識がない状態でも呼吸を続けることができる。循環中枢には心臓促進中枢，心臓抑制中枢，血管運動中枢があり，これらの中枢が自律神経の働きを調節して心臓の働き具合や血圧を調節する。消化液の分泌や消化管の蠕動運動を調節する消化に関する中枢や嘔吐を引き起こす中枢も脳幹に存在する。

2）運動調節の中枢：平衡覚や視覚情報に基づいて姿勢の維持や歩く・走るなどの定型的運動に際しての四肢・体幹の筋収縮を反射的に調節する。なお，大脳皮質運動野からの遠心線維は脳幹（延髄）において左右が交叉する。これを錐体交叉と呼ぶ。

3）脳幹反射：網膜に入る光の量によって瞳孔の大きさが反射的に調節される対光反射，角膜の刺激によって反射的に眼瞼（まぶた）が閉じる角膜反射，食物が咽頭に達すると反射的に嚥下を生じる嚥下反射，下気道の刺激によって咳が出る咳反射などがある。脳幹反射の有無は脳死の判定に用いられ，脳幹反射の消失が脳死判定の重要な基準となっている。

4）上行性網様体賦活系：脳幹の網様体から大脳皮質に向かう出力は大脳皮質を刺激して意識を覚醒状態に保つ働きをする。

3. 間　脳

（1）間脳の構造

　間脳は，大脳の基部にあたる部分で，視床と視床下部という2つの部分を含む。

　視床は，間脳の大部分を構成する核群で，大脳皮質に多数の神経線維を投射している。求心性の神経結合や大脳皮質の部位との関係で，いくつかの核に区分されている。視床の役割は，まず嗅覚以外の感覚性神経線維を中継し，対応する感覚野に投射することである。後腹側核，外側・内側膝状体が，これを担当する。

　視床には，感覚性以外の求心性線維を受けて大脳皮質に投射する核もいくつかある。特に前腹側核と外腹側核は，小脳や大脳基底核から入力を受けて，大脳皮質の運動野に投射し，姿勢や運動の制御に重要な役割を果している。

　視床下部は，視床の下方に位置する，重さ4gほどの核群である。視床下部の前下端は，漏斗状に飛び出して，その先端に下垂体という内分泌腺をぶら下げる。

（2）間脳の機能

1）視床は感覚情報の中継基地として働く：嗅覚を除く全身からの感覚情報は視床において線維を替え，脳の各部位（大脳はもとより小脳や脳幹などへも）へ送り出される。

2）視床下部には複合的な調節が必要な中枢が集中している：体温を一定に保つために，皮膚血管の収縮状態を調節したり，発汗やふるえを引き起こす体温調節中枢，空腹感や満腹感を発現させる摂食中枢と満腹中枢，血液の浸透圧が上昇すると渇感を生じさせて私たちを水を飲む行動

に駆り立てる飲水中枢，闘争と逃走に備えて交感神経系を賦活する防衛反応の中枢などがある。

3）視床下部は神経系と内分泌系の接点となる：視床下部は各種の放出ホルモン（成長ホルモン放出ホルモンなど）やいくつかの抑制ホルモン（ソマトスタチンなど）を分泌して，下垂体の機能を調節する。また，視床下部に細胞体があるニューロンが軸索を下垂体後葉に伸ばして，下垂体後葉ホルモンであるバソプレシン（抗利尿ホルモン）とオキシトシンを分泌する。

4）視床下部は大脳辺縁葉とともに辺縁系を構成する：辺縁系は性行動などの本能行動の発現，怒りや恐怖の表情の発現や攻撃行動などの情動行動を発現させる。ただし，辺縁系によって発現されるのは表情や行動であり，怒りや恐怖といった感情を発現させるのは大脳の新皮質である。また，何かに成功した時の快感，逆に失敗した時の不快感を生じるのも辺縁系である。これらの快・不快の感情を生じる神経回路はそれぞれ報酬，懲罰系と呼ばれる。

4．小　脳

（1）小脳の構造

　小脳は，大脳半球と同様に，脳幹の背側への膨隆で，大脳の下面に位置する。小脳の表面には，多数の溝が並行して横に走っており，溝に挟まれた膨隆部（回転）は，大脳のものよりずっと細い。小脳表面の神経細胞の層（小脳皮質）は，溝と回転によって面積が増している。皮質下には白質が広がり，小脳中心部には小脳核という灰白質がある。小脳は，上・中・下の3対の小脳脚により，脳幹とつながっている。

（2）小脳の機能

　小脳の機能は姿勢の制御と全身の協調運動の制御である。大脳皮質からの運動指令は骨格筋に送られるが，小脳にもその指令のコピーが送られる。同時に，小脳は内耳からの平衡覚，筋の収縮状態や腱の伸展度合，触圧覚などの皮膚感覚情報などを受け取る。小脳は運動指令と現在実際に行われている運動とのズレを検出して，その誤差情報を大脳皮質に送る。大脳皮質はこの誤差情報に基づいて運動指令の微調整を行い，スムーズな運動を可能にする（**図13-5**）。小脳が障害されると起立が困難になる，歩行がよろめいて不安定になる，閉眼した状態で指で自分の鼻の頭に触れることが難しくなる，などの障害が現れる。

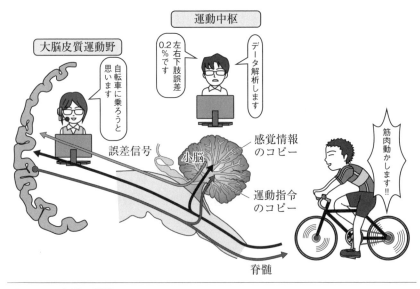

図13-5　小脳の機能
岡田隆夫：みるよむわかる生理学．p134，医学書院，2015

5. 大　脳

（1）大脳の構造

　大脳の表面は，神経細胞の集まる厚さ数 mm の灰白質で覆われていて，大脳皮質と呼ばれる。その下には神経線維の集まる白質が広がるが，さらにその内部には，大脳基底核と呼ばれる灰白質の塊がある。大脳半球の中心部には，神経管の内腔の延長にあたる側脳室がある。また大脳の深部には，左右の大脳半球の皮質をつなぐ神経線維が集まって，脳梁という板状の構造を作っている。

　大脳皮質は，前頭葉，頭頂葉，後頭葉，側頭葉に区分される。また大脳の表面には多数の曲がりくねった溝があり，溝に挟まれた畝状の膨隆を回転と呼ぶ。前頭葉と頭頂葉の間には，明瞭な溝があり，中心溝と呼ばれる。前頭葉と側頭葉の間には，外側溝という深い溝があり，その奥に隠れた皮質部を島という。溝と回転により大脳皮質の面積は，著しく増している（**図 13-6**）。

　大脳皮質は，その内部構造によって，古皮質，原皮質，中間皮質，新皮質に分けられる。人間の大脳皮質は，その大半が新皮質である。新皮質以外の皮質は，大脳辺縁系に属し，本能行動や情動に関係するといわれる。

　大脳の深部には，基底核という核群がある。尾状核，淡蒼球，被殻，前障，扁桃体からなる。尾状核と被殻は，元来同一の核が2つに分かれたもので，併せて線条体と呼ばれる。機能的観点からは，基底核は間脳の視床下核や中脳の黒質や赤核との関連が深いので，これらを含めて論じることがある。扁桃体は古皮質との関連が深く，大脳辺縁系に含められる（**図 13-7**）。

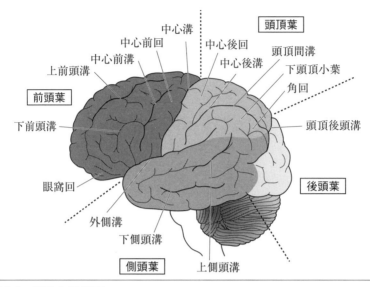

図 13-6 脳の左外側面
坂井建雄, 岡田隆夫：系統看護学講座 解剖生理学 第 10 版. p403, 医学書院, 2018

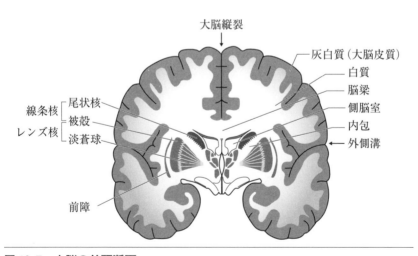

図 13-7 大脳の前頭断面
坂井建雄, 岡田隆夫：系統看護学講座 解剖生理学 第 10 版. p403, 医学書院, 2018

（2）大脳の機能

　大脳は運動の指令を発したり，全身からの感覚情報を知覚したり（血圧など大脳には送られない感覚情報も多く，これらは私たちは意識することができない）するばかりでなく，これらを記憶したり思考するなど，高次の精神活動を担っている。

　大脳では部位によってその機能が分担されており，これを機能局在と呼ぶ。前頭葉後端部，中心溝に接する部分が体性運動野であり，運動指令はここから発せられる。一方，頭頂葉前端部，中心溝を挟んで体性運動野に向かい合う部分が体性感覚野であり，全身からの皮膚感覚などがここで知覚される。後頭葉最後端が視覚野であり，視覚情報はここに至って初めて意識される。つまり，この部位が障害されると，眼球や視神経が全く正常であったとしても私たちは「見る」ことができなくなる。同様に側頭葉上部に聴覚野があり，耳で聞いた情報がここで意識される。運動野，感覚野以外の部分は連合野と呼ばれ，記憶・認識・思考・学習・推理など高度な精神活動を行っている（**図13-8**）。

　運動野の下端部分は運動性言語野（ブローカ中枢）と呼ばれ，構音を司っている。この部分が脳出血や脳梗塞で障害されると，口腔や喉頭が全く正常であっても話すことができなくなり，失語症となる。側頭葉と頭頂葉の境界部分には感覚性言語野（ウェルニッケ中枢）があり，言語の理解を司っている。ここが障害された場合は，聞いた言葉の理解が不能となる。

　大脳半球の深部には神経細胞体の集合である灰白質が複数あり，これらはまとめて大脳基底核と呼ばれる。大脳基底核は大脳皮質や脳幹から入力を受け，視床を経て大脳皮質に出力する。これによって筋緊張や運動の調節を行っている。ここが障害されると，手足にくねるような不随意運動が起こるハンチントン病，筋緊張が亢進し，運動の減少や表情がなくなるなどの症状を示すパーキンソン病が出現する。

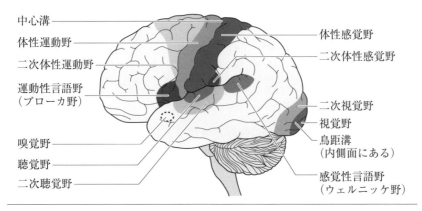

中心溝

体性運動野

二次体性運動野

運動性言語野
（ブローカ野）

嗅覚野

聴覚野

二次聴覚野

体性感覚野

二次体性感覚野

二次視覚野

視覚野

鳥距溝
（内側面にある）

感覚性言語野
（ウェルニッケ野）

図 13-8　大脳皮質の機能局在
坂井建雄, 岡田隆夫：系統看護学講座 解剖生理学 第 10 版．p405, 医学書院, 2018

6．脳脊髄液と血液脳関門

（1）脳脊髄液

　脳内部にはいくつかの空洞があり，これらは脳室と呼ばれる。脳室表面を覆う脈絡叢によって血液が濾過されて脳脊髄液が産生される。脳脊髄液は脳室から脊髄の中心管を通って脊髄を灌流するとともに，いくつかの側口を通して脳や脊髄の表面，クモ膜下腔を灌流する。そして頭頂部を縦に走る上矢状静脈洞に突出しているクモ膜絨毛またはクモ膜顆粒を介して静脈へと排出される（**図 13-9**）。

　脳脊髄液は頭蓋骨と脳との間に存在することによって外部からの衝撃をやわらげるショックアブソーバーとしての働きがある。また，脳（約1,500 g）を浮かべることにより，浮力によって実効重量を減らし（実効重量は約50 g）脳底部の血管や脳神経がつぶれてしまうことを防いでいる。さらに，脳のリンパとして働き，過剰な細胞外液や古くなった

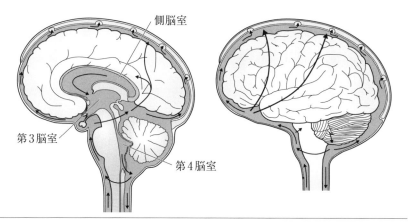

側脳室

第3脳室

第4脳室

図 13-9　脳脊髄液の流れ

タンパク質の除去を行っている。

　第3・4腰椎間を穿刺して脳脊髄液の圧を測定したり，その性状を検査するのが腰椎穿刺である。脳脊髄液圧は正常では臥位で 12〜15 cmH$_2$O であるが，脳腫瘍や脳出血などによって脳脊髄液の排出が障害されると圧が上昇する（頭蓋内圧亢進）。また，髄膜炎などの際には脳脊髄液中の白血球が増加するなど，診断のための重要な情報を得ることができる。

（2）血液脳関門

　脳は精密機械のようなものであり，神経細胞の周辺環境は常に一定に保たれる必要がある。このため，血液から脳組織への物質の移行は厳密に制限されている。これを血液脳関門といい，脳の毛細血管内皮細胞間の密着結合（タイトジャンクション）に由来する。グルコースや必須アミノ酸は担体輸送により，必要な時に，必要な量だけ通過する。K$^+$や Ca^{2+} などのイオンについても同様である。ペニシリンのような水溶性

高分子物質は全く通過できない。一方，脂溶性物質は通過しやすく，エタノールや多くの全身麻酔薬，多くの麻薬類は血液脳関門の影響を受けない。つまり，ホルモンも含めて脂溶性の物質は私たちの意識レベルや精神状態に影響を与えやすいのに対し，水溶性の物質は脳組織に移行しにくいため，精神への影響は少ない。

14 | 生体の防御機構

岡田隆夫

《**目標＆ポイント**》
生体の防御機能と体温調節，特に免疫系を中心に解説する。
《**キーワード**》　非特異的防御機構，リンパ球，液性免疫，細胞性免疫

　私たちは常にさまざまな物理・化学的刺激にさらされている。さらに，私たちが暮らしている環境には他の生物，特に微生物も多数存在しており，それらの中には私たちに病気を引き起こす病原微生物も少なくない。このような環境の変化に対応してホメオスタシスを維持し，病原微生物が体内に侵入することを防ぐ，そして侵入されてしまった場合は，病原微生物と戦う仕組みが私たちの身体には備わっている。

1. 体温調節

　外気温の高低にかかわらず，私たちの体温は37℃前後の一定に保たれている。これは私たちが持っている各種の酵素の活性が37℃前後で最大になるからである。一方で，感染症などに際して発熱することもある。
　体温が一定に保たれるメカニズム，発熱のメカニズムを解説する。

（1）熱の出納
　体内で産生される熱の量と，身体から逃げていく（放散する）熱の量が釣り合って等しい時に体温は一定となる。
1）熱の産生：代謝の結果として熱が発生する。安静時には胸 腹腔臓器

による熱産生が最も大きい。熱産生を増加させる要因としては以下のものが挙げられる。

i) **運動**：骨格筋による熱産生が増加する。このため，安静ではない日常生活を送っている状態では骨格筋による熱産生が最大となる。

ii) **ふるえ**：寒冷刺激によって引き起こされる骨格筋の細かい収縮であり，屈筋と伸筋に同時に起こるため，効率よく熱産生を増加させる。

iii) **食事**：食事をすることによって熱産生が増加する。これを特異動的作用という。これは小腸における栄養素の吸収とそれに続く肝臓での合成・解毒などの代謝が活発になるためである。

iv) **ホルモンの作用**：甲状腺ホルモンやアドレナリンは代謝を亢進させることによって体温を上昇させる。女性ホルモンの1つである黄体ホルモン（プロゲステロン）は後に述べる体温調節中枢の設定温度（セットポイント）を上昇させることにより，体温を上昇させる。

v) **褐色脂肪組織**：新生児の肩甲骨間や腋窩にみられる脂肪組織であり，脂肪を分解することにより効率よく熱産生を増加させる。

2) 熱の放散：身体深部で産生される熱は血流によって皮膚に運ばれ，放射，伝導などによって外界へと放散する。

i) **皮膚血流**：体温よりも通常は温度が低い外界に接している皮膚の血流は熱の放散の調節では大きな役割を果たす。つまり寒い時には，皮膚血管を収縮させて皮膚血流を減らすことで熱放散量を減少させる。逆に暑い時には，皮膚血管を拡張させて血流を増やし，熱放散を増加させる（**図 14-1**）。

ii) **発汗**：暑熱刺激により全身の皮膚に分布するエクリン腺（小汗腺）から発汗が起こる（**図 1-8**[p9]参照）。分泌された汗が蒸発する時に気化熱が奪われることで熱放散が増加する。発汗は気温が37℃（体温）を超えた時には熱放散を増加させる唯一の手段となる。

冷涼　　　　　暑熱

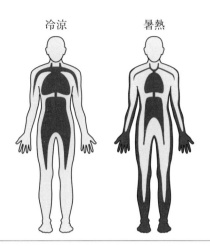

図 14-1　皮膚血流
黒い部分が循環する血液の量を示す。暑熱環境では皮膚血流が増加し，その分，
胸腹腔臓器の血流量が減少する
引用：Human Circulation: Regulation during Physical Stress, Loring B. Rowell.
Reproduced with permission of Oxford Publishing Limited through PLSclear.

3）行動性体温調節：暑さ，寒さに対する反応は身体的反応のみならず，私たちの行動も変化させる。寒ければ厚着をし，暖房のスイッチを入れる，暑ければ扇子であおぐ，などである。これを行動性体温調節と呼び，魚類以上の脊椎動物に認められる。ネコが暑い時には風通しのよい涼しい所で，寒い時には日溜まりで昼寝をしているのも行動性体温調節である。

（2）体温調節中枢

　身体の中心部分の体温を核心温と呼ぶ。常に一定になるように調節されているのはこの核心温であり，直腸温を測定したり，手術の際には食道にサーミスタ温度計を挿入してモニターされる。一方，皮膚の温度（皮膚温）は外気温によって変動する。日常の体温測定では腋窩温（欧

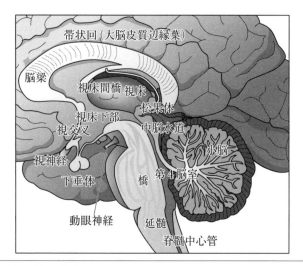

図 14-2　**視床下部の構造**
視床と視床下部が間脳を構成する。視床下部には体温調節中枢を始めとする自律機能の重要な中枢が存在する
岡田隆夫：みるよむわかる生理学. p125，医学書院，2015

米では口腔温）が用いられるが，これは皮膚温であり，核心温に近づけるためには腋窩をできるだけ閉じて測定する必要がある。

　核心温が一定に保たれるのは視床下部（**図 14-2**）にある体温調節中枢の働きのためである。体温調節中枢にはセットポイントと呼ばれるエアコンの設定温度のようなものがあり，体温がこのセットポイントに合致するように調節が行われる。即ち，体温がセットポイントよりも高くなると，皮膚血管の拡張や発汗を引き起こし，熱放散を増加させて体温の上昇を防ぐ。逆に体温がセットポイントよりも低くなると，皮膚血管を収縮させて熱放散を減少させるとともに，ふるえを引き起こすなどして熱産生を増加させる。

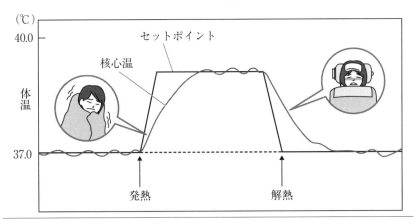

図14-3 体温調整のメカニズム
体温調節中枢のセットポイント(設定温度)に合致するように熱の放散と熱の産生が調節されることで,発熱と解熱を生じる

(3) 発 熱

　感染症などに際しては発熱を生じて体温が上昇する。これは菌体成分や組織の破壊産物などが発熱物質として働き,これらによってプロスタグランジン E_2 が産生され,これが最終的な発熱物質として働いて体温調節中枢のセットポイントを上昇させるためである。視床下部は体温がこの上昇したセットポイントに来るように熱放散の減少・熱産生の増加を引き起こして体温を上昇させる。解熱の際はその逆で,発熱物質の消失によってセットポイントが低下し,そのセットポイントに体温が合致するように熱放散の増加が起こって体温が低下する(**図14-3**)。

　発熱は身体が積極的に体温を上昇させている状態であるが,熱中症のようなうつ熱は熱放散が充分にできず,体温が上昇してしまっている状態である。体温は無制限に上昇するため,生命に関わることも少なくない。

2．非特異的防御機構

　非特異的防御機構とは，相手を限定せずに，病原微生物の体内への侵入を防ぎ，侵入を受けてしまった場合はその微生物と戦うメカニズムのことである。

（1）皮膚と粘膜による防御

　外界と接している皮膚と，体内への出入り口の表面を覆う粘膜にはさまざまな防御メカニズムが備わっている。皮膚の最外層は表皮と呼ばれ（**図14-4**），おもにケラチン細胞で構成されている。ケラチン細胞はケラチンという固いタンパク質を産生し，表皮表層はこのケラチンを含んだケラチン細胞の死骸で覆われている。つまり表皮表層は角化しており，全ての病原微生物は健常な皮膚からは侵入することができない。また，皮膚表面には弱酸性の皮脂が分泌され，細菌などが皮膚表面で増殖することを防いでいる。

　さらに，表皮下層にはメラニンという褐色の色素を産生するメラニン細胞が散在している。メラニンは紫外線を吸収することで，紫外線が真皮に達してDNAの損傷を引き起こすことを防いでいる。表皮にはランゲルハンス細胞と呼ばれる細胞も存在し，マクロファージとともに次項で述べる特異的防御（獲得免疫）にも関わっている。

　粘膜は皮膚と比較すると防御力は劣るが，各部位ごとに防御メカニズムが備わっている。肺への空気の通り道である気道粘膜の防御メカニズムは第5章で説明した。消化管への入口である口腔には唾液が分泌され，この唾液にも殺菌作用のあるリゾチームが含まれている。また胃液は強酸であり，ほとんどの細菌が殺菌される。尿道は無菌の尿を定期的に流すことによって洗浄されている。一方，腟にはデーデルライン杆菌

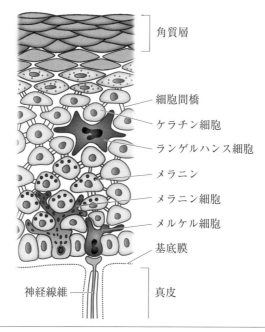

図 14-4　表皮のメカニズム
表皮の主要構成要素であるケラチン細胞の間にメラニン細胞やランゲルハンス
細胞が散在する
岡田隆夫：みるよむわかる生理学．p117，医学書院，2015

という乳酸産生菌が常在しており，この酸によって他の病原菌が増殖す
ることを防いでいる。

（２）白血球による防御（自然免疫）

　白血球は顆粒球_{（かりゅうきゅう）}，リンパ球，単球の３系統に大きく分けられる。こ
れらのうち非特異的防御の主役となるのは顆粒球の一種である好中球で
あるが，単球が組織中に潜り込んで大型化したマクロファージやリンパ

球の一種である NK 細胞も重要な役割を演じる。

　細菌感染などによって炎症が起こると，そこから放出される物質に誘引されて（化学走性），好中球がアメーバ運動によって集合する（遊走能）。そして偽足を伸ばして細菌などを細胞内に取り込んで消化したり（貪食能），活性酸素を放出して細菌を殺滅する（**図 4-8** ［p57］参照）。炎症が起こると好中球の新生が刺激されるため，白血球数が増加する。別の顆粒球である好酸球は寄生虫を攻撃する能力が高いため，寄生虫病に際しては好酸球が増加する。ただし，好酸球は花粉症などのアレルギー疾患の際にも増加する。

　組織中のマクロファージ（皮膚のランゲルハンス細胞もその一種）は高い貪食能を有し，細菌などの外来異物のみならず，古くなった細胞をも貪食する。また細菌などを貪食した際は，その情報をリンパ球に教え（抗原提示），非特異的防御と特異的防御との橋渡しをする役目も担っている。

　NK 細胞はリンパ球の一種であり，Natural Killer（生来の殺し屋）の頭文字をとって名づけられた。NK 細胞は効率よく奇形細胞を見つけ出して殺すことができる。私たちの体内では 1 日に 3,000～6,000 個ものがん細胞が生まれていると推定されているが，私たちがなかなかがんにならずに済んでいるのはこの NK 細胞の働きが大きい。

3．特異的防御機構（獲得免疫＊）

　免疫とは特定の相手，例えば結核菌やインフルエンザウイルスを対象とした攻撃的防御メカニズムであり，液性免疫と細胞性免疫に分けられる。

獲得免疫＊：一般に単に免疫と言った場合はこちらのことを示す

（1） 液性免疫

　液性免疫（生物学では体液性免疫と呼ぶ）の主役となるのはBリンパ球（B細胞）であるが，その他の細胞も重要な役割を担っている。体内に侵入した異物（これを抗原という）を貪食したマクロファージはその抗原に関する情報を細胞表面に表出する（抗原提示）。この提示された抗原情報を読み取ったヘルパーTリンパ球（ヘルパーT細胞）はその情報をB細胞に伝えるとともにインターロイキンを放出する。B細胞はインターロイキンによって形質細胞に分化し，その抗原を破壊する抗体（γ グロブリンというタンパク質）を産生し，放出する（**図14-5**）。抗体は抗原に付着して好中球などによる貪食を受けやすくしたり，補体というタンパク質の力を借りて菌体に穴を開けて破壊する。

　抗体と抗原との関係は鍵と鍵穴の関係に例えられる。鍵が特定の鍵穴にしか有効ではないように，例えば赤痢菌に対する抗体は，赤痢菌を破壊することはできるが，いくらよく似ていても大腸菌などその他の細菌やウイルスには全く無効である。

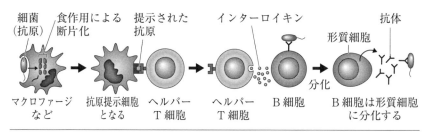

図14-5　リンパ球による抗体産生の過程
抗原はマクロファージなどにより貪食され，ヘルパーT細胞に提示される。抗原の提示を受けたヘルパーT細胞は種々のインターロイキンを放出し，B細胞から分化した形質細胞が抗体を放出する
坂井建雄，岡田隆夫：系統看護学講座 解剖生理学 第10版. p471，医学書院，2018

（2）細胞性免疫

　形質細胞から放出された抗体は血流に乗って全身を巡り，効率よく抗
原を破壊することができる。しかしウイルスは私たちの身体を構成する
細胞の中に侵入して増殖する。このため，細胞の中に入り込んでしまっ
たウイルスに対しては抗体は効果を発揮できない。このようにして増殖
するウイルスに感染した細胞を見つけ出して細胞ごと破壊するのが細胞
傷害性Tリンパ球であり，このような防御方法を細胞性免疫と呼ぶ。
この場合もマクロファージによる抗原提示とヘルパーT細胞によるイ
ンターロイキン放出は必要である（**図14-6**）。

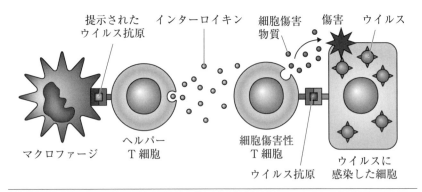

図 14-6　細胞傷害性T細胞によるウイルス感染細胞の傷害
ウイルスに感染した細胞があると，ヘルパーT細胞からのインターロイキンに
より活性化された細胞傷害性T細胞が，感染した細胞表面のウイルス抗体を認
識し，感染した細胞を傷害する
坂井建雄，岡田隆夫：系統看護学講座　解剖生理学　第10版. p475, 医学書院，
2018

（3）予防接種

　免疫系は強力な防御手段となるが，病原微生物に感染してから免疫系が活性化するまでに 1 週間ほどを要する。したがって，この間は好中球を中心とする非特異的防御に頼らざるを得ず，微生物の毒性が強かったり，増殖速度が大きいと発病してしまうことになる。しかし同じ病原微生物に再度感染した場合，免疫系の反応は大きく異なる（**図 14-7**）。

　初回に感染した際の免疫応答はメモリー B 細胞によって記憶されるため，再度の感染の際はその記憶に従ってきわめて速く，しかも強力に免疫系が活性化し，発病を阻止することができる。この現象を利用したのが予防接種である。弱毒化したり殺した細菌，あるいは不活化したウ

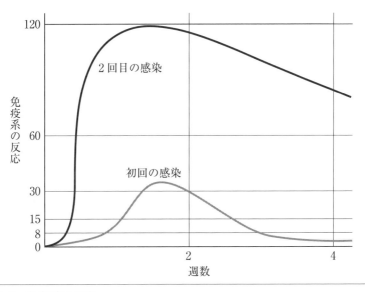

図 14-7　免疫系の反応
　初回の感染と 2 回目の感染の際の免疫系の反応の違い。2 回目の感染では免疫系は初回よりも早く，強く活性化する

イルス（これらをワクチンと総称する）を体内に注入する（予防接種）。病原微生物の毒性が弱かったり，殺してあるため発病はしないが，抗原としての性質（抗原性）は変化していないため，免疫系はそれに反応して抗体を産生し，その記憶が保持される。そして2度目に今度は本物の，つまり強毒であったり，元気のよい病原微生物が侵入して来た際には，予防接種の際の記憶に従って，免疫系が迅速かつ強力に活性化し，発病が阻止されることになる。

15 │ 生殖・発生と老化の仕組み

坂井建雄

《**目標＆ポイント**》
男性生殖器の構造と機能，女性生殖器の構造と機能，妊娠の成立と発生の仕組み，そして老化のメカニズムを概説する。
《**キーワード**》　男性生殖器，女性生殖器，月経，初期発生，老化

1．生殖器の構成と役割

　ヒトの身体も，身体を作る細胞も，有限の寿命を持っている。次の世代の個体を新たに生み出して種族の生命を維持するために，生殖が行われる。人間の生殖では男性と女性の遺伝情報が組み合わされて新しい個体が生み出される。

　生殖器は人体の他の器官系とは異なり構造に著しい男女差があるので，男性生殖器と女性生殖器が区別される。しかし男女の生殖器では，①生殖腺（生殖細胞を作る），②生殖管（生殖細胞を運ぶ），③付属腺（分泌液を作る），④外生殖器という4つの要素が共通して認められる。

2．男性生殖器

　男性生殖器は，①生殖腺にあたる精巣，②精巣輸出管から射精管までの生殖管，③付属腺，④外陰部の陰茎と陰嚢（いんのう）からなる。精巣と精巣上体は陰嚢の中に収まり，精管はそこから膀胱（ぼうこう）の下面までの長い経路を走り，射精管となって尿道に注ぐ。尿道は陰茎の中を通り抜けて外尿道口に開く（**図 15-1，15-2**）。

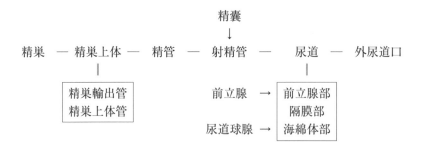

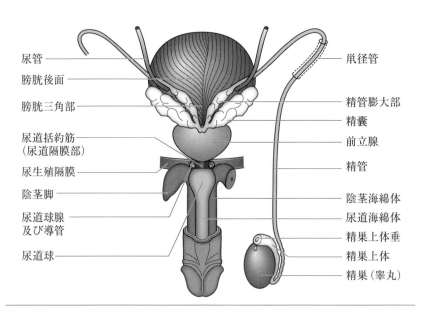

図 15-1　男性生殖器の概観，背面
坂井建雄，岡田隆夫：系統看護学講座 解剖生理学 第 10 版．p495，医学書院，
2018

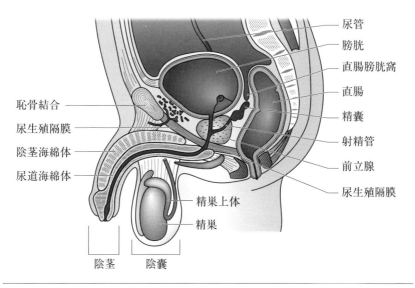

恥骨結合
尿生殖隔膜
陰茎海綿体
尿道海綿体

尿管
膀胱
直腸膀胱窩
直腸
精嚢
射精管
前立腺
尿生殖隔膜

精巣上体
精巣

陰茎　　陰嚢

図 15-2　男性の骨盤内臓，正中断
坂井建雄，岡田隆夫：系統看護学講座 解剖生理学 第 10 版. p496，医学書院，
2018

（1）精　巣

　ヒトを含めて哺乳類の精巣は，硬くて丸い形をしているので睾丸<ruby>睾丸<rt>こうがん</rt></ruby>とも
呼ばれる。精巣は股のところにある陰嚢という袋の中に収まっている。
精巣は，重さ 10 g ほどで，形は楕円<ruby>楕円<rt>だえん</rt></ruby>球状で，表面が強い被膜で包まれ
ている。精巣の中には，精細管という細い管が，ぎっしりと詰まってい
る。精巣は，3 種類の特徴的な細胞を含んでいる。まず精細管の壁に
は，精細胞と支持細胞（セルトリ細胞）がある。精細胞は，絶えず分裂
してその一部が精子になる。精細管の間には，男性ホルモンを分泌する
間細胞（ライディッヒ細胞）がある（**図 15-3**）。

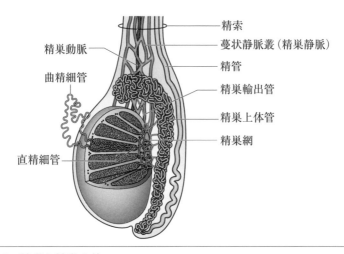

図 15-3　精巣と精巣上体
坂井建雄, 岡田隆夫：系統看護学講座 解剖生理学 第 10 版. p497, 医学書院, 2018

（2）精路と付属腺

　精巣の上に精巣上体という膨らみがあり，ここに精巣から出る多数の短い精巣輸出管と，1本の長い精巣上体管が折りたたまれている。精巣で作られた精子は，精巣輸出管を通って精巣上体管に入る。精巣上体は，後方で次第に細くなり，精管という1本の管につながる。
　精管は陰嚢から上行し，鼡径管を通って腹腔・骨盤腔に入り，膀胱の後面を下行し，膀胱の下の前立腺に進入して細い射精管となり，尿道に開く。前立腺に入る直前のあたりで，精管は太くなり（精管膨大部），そこから精嚢という小さな袋が突き出している。精嚢はゼラチンのような液体を分泌する。前立腺の直下で骨盤底の壁の中に尿道球腺があり，尿道海綿体部に分泌物を出す。尿道を通って出てくる精液は，精嚢・前立腺・尿道球腺からの分泌物に，精子が混ざったものである。

（3）男性の外陰部

　陰茎は，2つの海綿体（陰茎海綿体，尿道海綿体）を含む勃起器官で，交接の働きをする。海綿体は薄膜（はくまく）と呼ばれる丈夫な結合組織の膜で囲まれ，内部に静脈洞が発達し，これが血液で満たされて海綿体が膨大し固くなる（勃起）。

　陰嚢は精巣・精巣上体を入れる袋で，皮膚は薄い。

（4）男性の生殖機能

　精子は精細管の壁にある精細胞から作られる。精細管の底にある精祖細胞は絶えず細胞分裂をし，その一部が精子に向かって分化を始め，一次・二次精母細胞を経て精子細胞になり，この間に減数分裂をして染色体数が半減する。精子細胞は細胞質のほとんどを失って精子になる。

　精子は，4〜5 μm の頭に長い尾がついた形をしており，細胞全体の長さは，60 μm ほどである。精巣で作られたばかりの精子は全く運動しないが，精巣から出て生殖管を通る間に遊泳するようになり，受精能力を獲得する。精子は尾の運動によって，毎分 1〜4 mm ほどの速度で遊泳する。

3．女性生殖器

　女性生殖器は，①生殖腺にあたる卵巣，②卵管から腟（ちつ）までの生殖管，③付属腺，④外生殖器の外陰部からなる。乳腺は皮膚腺であるが，生まれた子を発育させるのに必要である。骨盤の中央に子宮があり，その上端から左右に卵管が伸び出し，その先端近くに卵巣がある。子宮の下端は腟につながり，さらに腟は腟前庭（ぜんてい）に開いている（**図 15-4，15-5**）。

218

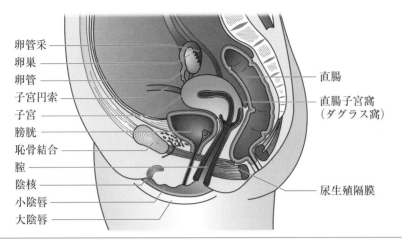

図 15-4　女性の骨盤内臓，正中断
坂井建雄，岡田隆夫：系統看護学講座 解剖生理学 第10版. p501, 医学書院, 2018

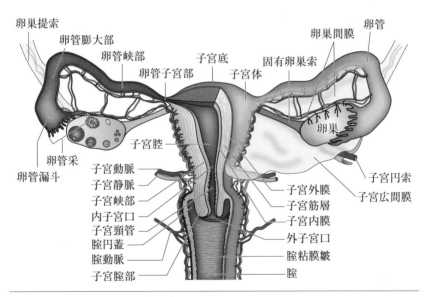

図 15-5　卵巣・卵管・子宮・腟
坂井建雄，岡田隆夫：系統看護学講座 解剖生理学 第10版. p502, 医学書院, 2018

$$卵巣 \cdots 卵管 — 子宮 — 腟 — 腟前庭$$

$$\uparrow$$

$$大前庭腺$$

（1）卵　巣

　卵巣はウメの実ほどの大きさ（2.5×4 cm，重さ7 g）で，卵細胞を蓄え成熟させ，また女性ホルモン（エストロゲン，プロゲステロン）を内分泌する働きもある。

　成熟した女性の卵巣では，卵胞の成熟が始まり，月経の周期に合わせて，毎月約15〜20個の卵胞が成熟を開始し，そのうちの1個が卵細胞を排卵する。原始卵胞が成熟を始めると，大型になって液の溜まった腔^{くう}所を持つグラーフ卵胞になり，卵母細胞を放出する。成熟した卵胞の周

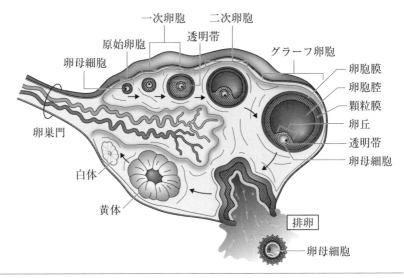

図 15-6　卵胞の発育
坂井建雄，岡田隆夫：系統看護学講座 解剖生理学 第10版．p503，医学書院，2018

囲には，結合組織の細胞が集まって卵胞膜を作り，エストロゲンを分泌する。

卵細胞は，卵巣から排卵される直前になって減数分裂を始め，卵管の中で受精した直後に減数分裂を完了して卵子になる。精子と卵子の遺伝子が合わさって，子どもの身体を形作っていく。

卵胞は排卵をすると，変化して黄体になり，プロゲステロンとエストロゲンを分泌する。卵が精子と受精し，子宮に着床して妊娠が成立すると，黄体は妊娠4カ月頃まで発達を続け，胎児を出産するまで機能し続ける。妊娠しなかった場合には，排卵後10日ほどで，黄体は退化し始め，白体という瘢痕組織になる（**図15-6**）。

（2）卵管・子宮・腟

卵管は子宮底から左右に向かう長さ10〜15cmの管で，腹膜に包まれて子宮広間膜の上縁を走る。外側端は広がって（卵管漏斗）腹腔に開き（卵管腹腔口），その縁に花びら状の卵管采がある。先端近くの1/3ほどは管腔が広く（卵管膨大部），ここで卵子が精子と出会って受精する。

子宮は膀胱と直腸の間にある扁平なナス形（長さ7cm，幅4.5cm，厚さ3cmほど）で，壁が平滑筋性で狭い内腔がある。正常な子宮の軸はやや前傾し，子宮の下部で前方に屈曲している（前傾前屈）。子宮上部の広がりを子宮底，本体を子宮体，下方のくびれた部分を子宮頸という。子宮内腔の粘膜は子宮内膜と呼ばれ，月経の際に剥離する表層部（機能層）と残留する深層部（基底層）が区別される。

腟は平滑筋からできた管状器官（長さ7cm，前後に扁平）で，上方で子宮につながり，下方で腟前庭に開く。粘膜は丈夫な重層扁平上皮からできている。

（3）女性の外陰部

　女性の外陰部には，恥丘，陰核，大陰唇，小陰唇，大前庭腺，腟前庭が含まれる。恥丘は恥骨結合の前にある膨らんだ部分で，後方で左右の大陰唇につながる。大陰唇は皮下脂肪に富む左右のヒダで，後方の肛門近くまで伸びる。小陰唇は，大陰唇の内側にある左右1対の薄いヒダで，腟前庭を囲む。腟前庭には外尿道口（前）と腟口（後）が開く。左右の小陰唇が前方で合わさったところに陰核があり，男性の陰茎に相当して海綿体を含む。大前庭腺は腟口の後外側に開口する。

（4）乳　腺

　乳腺は皮膚腺の一種で，女性でよく発達する。前胸部の左右に乳房の膨らみがあり，中央に乳頭が突出し，周囲に色素に富む乳輪がある。乳頭には十数本の乳管が注いでおり，乳管は枝分かれをして乳房の中に広がり，乳腺の本体につながっている。

（5）女性の生殖機能

　生殖年齢の女性は，約1カ月の周期で，出血とともに子宮粘膜が剝離し，月経として腟から排出される。月経周期は，月経の開始を第1日とし，約15〜20個の卵胞が成熟を開始し，エストロゲンを分泌し始める。その中の1個が完全に成熟してグラーフ卵胞になる。下垂体からの黄体形成ホルモン（黄体化ホルモン；LH）と卵胞刺激ホルモン（FSH）の作用を受けて大量のエストロゲンを分泌し，月経周期の14日頃に排卵をする。残りの卵胞は，成熟過程を中止し，消失する。この間，子宮では月経を終了し，粘膜が増殖して厚さを増す（増殖期）。排卵を済ませると，卵胞は黄体に変わりプロゲステロンとエストロゲンを分泌し，その作用により，子宮内膜の増殖が抑えられ，子宮内に分泌物を出す（分

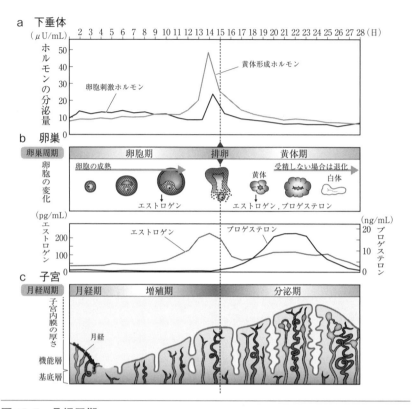

図 15-7　月経周期
坂井建雄, 岡田隆夫：系統看護学講座 解剖生理学 第 10 版. p509, 医学書院, 2018

泌期）。受精卵が子宮に着床して黄体形成ホルモンと似た物質を出すと, 黄体は妊娠終了まで維持されるが, そうでなければ, 黄体は 12〜14 日で退化する。黄体が退化して女性ホルモンの分泌が低下すると, 子宮では粘膜が壊死, 剥離して, 月経が始まる（**図 15-7**）。

4．受精と胎児の発生

（1）生殖細胞と受精

　人体の細胞は 46 本の染色体を持っており，父親と母親から半分（23 本）ずつ由来する。そのうち 44 本（22 対）が男女で共通の常染色体で，大きい方から順に番号（1～22）がついている。2 本の性染色体は男女で異なり，男性は大きな X 染色体と小さな Y 染色体を持ち，女性は X 染色体を 2 本持つ。

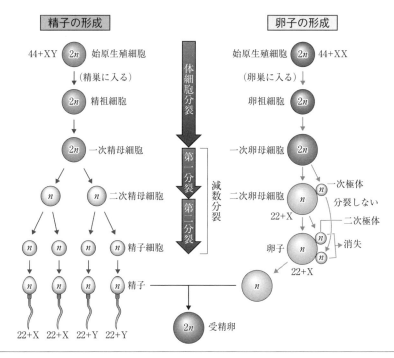

図 15-8　減数分裂と精子・卵子の形成
坂井建雄，岡田隆夫：系統看護学講座 解剖生理学 第 10 版．p512，医学書院，2018

　男女の生殖細胞（精子と卵子）はともに体細胞の半数（23 本）の染色体を持ち，受精して染色体が 46 本の受精卵になり，子どもの身体を形作る。Y 染色体を持つ精子が受精すると男の子が，X 染色体を持つ精子が受精すると女の子が生まれる。

　染色体数が 46 本の細胞から，23 本の生殖細胞を生み出す過程が減数分裂である。減数分裂は 2 段階で行われ，第 1 減数分裂では 46 本×2（染色体のコピーを含む）の染色体を持つ細胞が分裂して 23 本×2 の染色体を持つ 2 つの細胞に分かれ，第 2 減数分裂で 23 本×1 の染色体を持つ細胞が 4 つ生じる。精巣では減数分裂が常時進行し，1 個の精祖細胞から 4 個の精子細胞が生じる。卵巣では卵母細胞が第 1 減数分裂で停止した状態にあり，排卵の直前に分裂を再開する（**図 15-8**）。

（2）初期発生と着床

　母親の卵巣から放出された卵子は，卵管の中を進む間に，父親からの精子と出会い，その中の 1 つと受精する。受精した卵，即ち胚は，卵割を開始し，卵管をさらに進む。胚は分裂を繰り返し，割球の数を増して胚の内部に液体を蓄え，やがて大きな内腔を外壁の細胞層が取り囲む胞胚となり，粘膜に着床する。胞胚は，壁の大部分が外細胞塊という 1 層の細胞層で覆われ，壁の一部に細胞が集まって内細胞塊を作る。内細胞塊は，やがて胎児そのものに変化していき，外細胞塊は，子宮壁との間で胎盤を作ったりする栄養膜となる（**図 15-9**）。

　発生が進むと，胚の中に，外胚葉，中胚葉，内胚葉という 3 種類の細胞集団が区別されるようになる。外胚葉はおもに体表の上皮と神経系を生じ，内胚葉は消化管とその付属物を生じ，中胚葉は骨格，筋，血管など，身体の内部を埋めるさまざまな構造を生じる細胞集団である。外胚葉と内胚葉は，円盤状の一部分でたがいに接して（胚盤），ここから胎

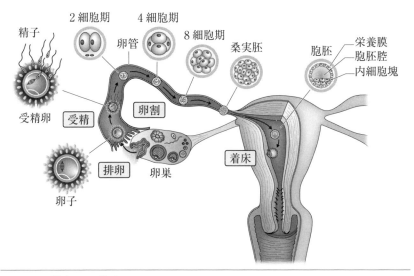

図 15-9　排卵から着床まで

坂井建雄，岡田隆夫：系統看護学講座 解剖生理学 第 10 版. p513，医学書院，
2018

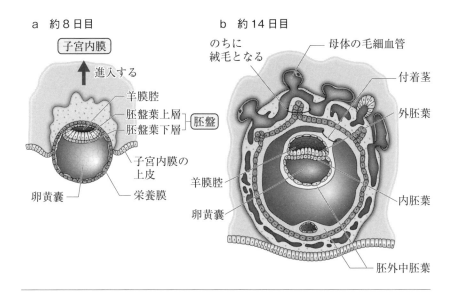

図 15-10　胞胚の発育

坂井建雄，岡田隆夫：系統看護学講座 解剖生理学 第 10 版. p515，医学書院，
2018

児の本体が生じ，外胚葉の囲む空所はやがて羊膜腔となり，内胚葉の囲む卵黄嚢は消化管を生じる。発生が進むと，胚盤の外胚葉と内胚葉の間に，外側から中胚葉の細胞が侵入し，まず脊柱のもとになる脊索を形成する。外胚葉は，脊索に沿って溝のように凹み落ち込んで，将来の中枢神経系となる神経管を生じる。また内胚葉は前後に伸びて消化管を作る。中胚葉は，脊索の左右に分節的な構造を生じる（**図15-10**）。

（3）胎児と胎盤

胞胚が子宮壁に接着すると，胞胚の外側の栄養膜から融解酵素が出て子宮内膜を浸食し，子宮壁との間に胎盤を形成する。胎盤は，栄養膜か

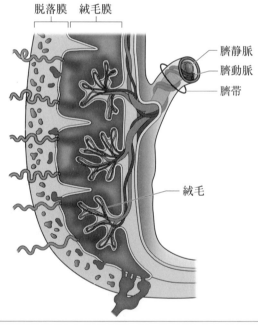

図15-11　胎盤の血液循環
坂井建雄，岡田隆夫：系統看護学講座　解剖生理学　第10版．p519，医学書院，2018

ら生じた絨毛膜の一部分と，母体の子宮壁との間に生じる。絨毛膜の胎盤にあたる部分からは，無数の絨毛突起が伸び出し，その絨毛の内部には，臍帯の動静脈につながる毛細血管が詰まっている。絨毛は母親の血液に浸され，胎児の血液と母体の血液は，絨毛を覆う薄い栄養膜によって隔てられることになる。これによって，胎児と母親の間で，血液を混ぜることなく，効率的な物質交換が可能になっている。胎盤の胎児側の構造を絨毛膜といい，これに面する母体側の組織は，脱落膜と呼ばれる（**図 15-11**）。

5．成長と老化

（1）小児期・思春期の成長

　出生時の体重は約 3,000 g，身長は約 50 cm である。1 年間で体重は約 3 倍となり，身長は 50%ほど伸びて約 75 cm になる。その後は幼児期・学童期を通して毎年 6〜7 cm ほどの一定のペースで伸びる。

　思春期には性ホルモンの影響で年間 8〜10 cm の急激な成長（スパート）が現れる。この時期には骨成熟も進むために，2〜3 年間のスパートの後，成長率は激減する。女児の思春期発現は男児よりも 2 年ほど早いため，10〜12 歳頃は女子の方が身長が高いが，その後は性ホルモンの違いのために男性の方が身長が高くなる。身長の伸びは，女子が 16 歳，男子が 18 歳でほぼ止まる。

（2）老　化

　誕生してから死亡するまでの身体的な変化は，若年期の成長も含めて加齢と呼ばれる。加齢のうちで身体的なピークの後に生じる身体的・精神的な衰えが老化である。

　人口の年齢による生存率は，医学・医療や環境・栄養・公衆衛生の進

歩によって次第に向上し，生存曲線が変化していく。わが国の平均寿命は男性 81.41 歳，女性 87.45 歳（2019 年現在）で世界最高水準である。人の寿命は最長で 120 歳と推定されているので，向上する余地はまだありそうである。

　器官系によって老化の現れ方はさまざまである。循環系では心拍数が減少し運動時の予備能が低下する。また動脈壁の伸展性が低下し最高血圧が上昇する。血液では赤血球数が減少する。呼吸器系では呼吸筋力が低下し肺活量が低下する。消化器系では老化が生じにくい。泌尿器系では加齢とともに糸球体が減少し腎機能が低下する。生殖器では女性の老化が早く，閉経によりエストロゲン分泌が激減し更年期障害が現れる。運動器では骨量が減少して脆弱化し，関節の軟骨が損耗する。免疫機能はあまり低下しないが，感染症のリスクが増大する。神経系では脳に生理的な変化が生じ，判断力や思考力は衰えないが，新しいことを記憶する能力，創造する能力は低下する。

索引

●配列は五十音順

242

著者紹介

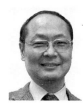

坂井　建雄 （さかい・たつお）

・執筆章→ 1,2,3,5,6,7,8,9,10,11,12,13,15

1953 年	大阪府に生まれる
1978 年	東京大学医学部卒業（医師），同助手（解剖学講座）
1983 年	東京大学大学院から学位授与（医学博士）
1984 年	西ドイツハイデルベルク大学に留学
1986 年	東京大学医学部助教授（解剖学講座）
1990 年	順天堂大学医学部教授（解剖学講座）
2019 年	順天堂大学名誉教授
現在	順天堂大学保健医療学部特任教授，放送大学客員教授，日本医史学会理事長，日本篤志献体協会理事，金原一郎記念医学医療振興財団理事
専門	解剖学，医史学
主な著書	「標準解剖学」（医学書院），「解剖実習カラーテキスト」（医学書院），「カラー図解 人体の正常構造と機能」（総編集，日本医事新報社），「からだの自然誌」（東京大学出版会），「人体観の歴史」（岩波書店），「日本医学教育史」（編著，東北大学出版会），「図説 医学の歴史」（医学書院），「医学全史」（筑摩書房），「プロメテウス解剖学アトラス」（監訳，医学書院），「臨床のための解剖学」（監訳，メディカル・サイエンス・インターナショナル），「ジュンケイラ組織学」（監訳，丸善出版）

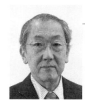

岡田　隆夫 （おかだ・たかお）

・執筆章→ 2,4,5,6,7,9,10,13,14

1951 年	東京都に生まれる
1977 年	順天堂大学医学部卒業（医師）
1981 年	順天堂大学大学院医学研究科修了（医学博士）
1981 年	順天堂大学医学部助手（生理学第二講座）
2004 年	順天堂大学医学部教授（生理学第二講座，医学教育研究室併任）
2009 年	順天堂大学医療看護学部長併任（2014 年まで）
2014 年	順天堂大学保健看護学部長併任（2017 年まで）
2017 年	順天堂大学名誉教授
現在	順天堂大学医学部医学教育研究室特任教授，放送大学客員教授
専門	生理学，医学教育学
主な著書	「系統看護学講座 解剖生理学」（共著，医学書院），「集中講義 生理学」（編著，メジカルビュー社），「楽しくわかる 生物・化学・物理」（羊土社）

放送大学教材　1710206-1-2211（テレビ）

改訂版　人体の構造と機能
―人体の構造と機能及び疾病 A ―

発　行　　2022 年 3 月 20 日　第 1 刷
　　　　　　2023 年 1 月 20 日　第 2 刷
著　者　　坂井建雄・岡田隆夫
発行所　　一般財団法人　放送大学教育振興会
　　　　　　〒 105-0001　東京都港区虎ノ門 1-14-1　郵政福祉琴平ビル
　　　　　　電話　03（3502）2750

市販用は放送大学教材と同じ内容です。定価はカバーに表示してあります。
落丁本・乱丁本はお取り替えいたします。

Printed in Japan　ISBN978-4-595-32329-4　C1347